Waldemar Oehlke

Oralzytologie – Mundkarzinome frühzeitiger erkennen

Waldemar Oehlke

Oralzytologie – Mundkarzinome frühzeitiger erkennen

Praxiswissen zur Oralen Zytodiagnostik

DE GRUYTER

Dr. med. Waldemar Oehlke
Praxis für Oralzytologie
Lengenfelder Str. 99A
08064 Zwickau
waldemar.oehlke@oralzytologie.de

ISBN: 978-3-11-062750-3
e-ISBN (PDF): 978-3-11-064244-5
e-ISBN (EPUB): 978-3-11-063980-3

Library of Congress Control Number: 2019937007

Bibliografische Information der Deutschen Nationalbibliothek
Die Deutsche Nationalbibliothek verzeichnet diese Publikation in der Deutschen Nationalbibliographie; detaillierte bibliografische Daten sind im Internet über http://dnb.d-nb.de abrufbar.

© 2019 Walter de Gruyter GmbH, Berlin/Boston
Einbandabbildung: Dr. med. Waldemar Oehlke
Satz/Datenkonvertierung: L42 AG, Berlin
Druck und Bindung: CPI Books GmbH, Leck

www.degruyter.com

Vorwort

Das vorliegende Buch zeigt grundsätzliche Möglichkeiten der schnellen und unkomplizierten oralzytologischen Diagnostik auf und möchte besonders den Zahnärzten/innen, Allgemeinmedizinern und Mund-Kiefer-Gesichtschirurgen in der täglichen Routine ein Hilfsmittel sein. Gleichzeitig ist es eine Einführung in die Mikroskopie der Oralzytologie für Ärzte und medizinisch-technische Assistenten. Hiermit wird gezeigt, dass für die oralzytologische Diagnostik unbedingt speziell qualifizierte medizinisch-technische Assistenten/innen notwendig sind und ausgebildet werden sollten.

In Mitteleuropa treten Malignome des Mund-Kiefer-Rachen-Raumes immer häufiger auf, werden aber von der Öffentlichkeit weniger wahrgenommen. Die von solchen Malignomen Betroffenen wollen unerkannt bleiben, ziehen sich aus dem öffentlichen Leben zurück und isolieren sich von der Gemeinschaft. Dieser Personenkreis wird kaum eine Selbsthilfegruppe bilden, um sich in der Öffentlichkeit bemerkbar zu machen und wird vergessen. Diese Arbeit zeigt die Möglichkeiten einer Fährtensuche beim Mundhöhlenkrebs und hebt die Bedeutung der oralzytologischen Diagnostik hervor. Durch die Früherkennung oropharyngealer Malignome kann das Leben vieler Menschen erleichtert werden.

Diese Monografie ist mit der Hilfe vieler Zahnärzten/innen, Mund-Kiefer-Gesichtschirurgen/innen und Patienten entstanden, denen ich hiermit meinen Dank sage. An der oralzytologischen Diagnostik war Frau Dipl.-Biol. Isolde Kaiser beteiligt. Für die tatkräftige Unterstützung bedanke ich mich recht herzlich. Besonderen Dank verpflichtet bin ich Herrn Prim. i. R. Dr. Hans Fladerer, Graz, für sein förderndes Interesse an der vorliegenden Veröffentlichung, Herrn Prof. Dr. habil. Siegfried Kluge, Neumark/Sachsen für die hilfreiche Unterstützung und seinen Rat bei der Erstellung der Publikation sowie Frau Dr. Janina Kaiser für ihre Hinweise.

Bedanken möchte ich mich bei Frau Simone Witzel, Frau Simone Pfitzner, Frau Ute Skambraks vom Lektorat Medizin und Frau Karola Seitz von der Herstellung im De Gruyter Verlag für das mir entgegengebrachte Verständnis und die hilfreichen Hinweise bei der Bearbeitung des Manuskripts sowie bei der Drucklegung für die Berücksichtigung der Wünsche des Autors.

Zwickau, im Frühjahr 2019   Waldemar Oehlke

https://doi.org/10.1515/9783110642445-201

Verzeichnis der Abkürzungen

BEMA	Einheitlicher Bewertungsmaßstab für zahnärztliche Leistungen, dient als Basis für die Abrechnung von Behandlungen in Zahnarztpraxen mit der Gesetzlichen Krankenversicherung (GKV).
BNRF1	Ein Protein, das den ordnungsgemäßen Ablauf des Zellteilungsvorganges einer EBV-infizierten Zelle verhindert.
CMV	Zytomegalievirus
EBM	Einheitlicher Bewertungsmaßstab ist das Vergütungssystem der vertragsärztlichen bzw. vertragspsychotherapeutischen Versorgung in Deutschland.
EBV	Epstein-Barr-Virus (Humanes-Herpes-Virus 4, HHV 4, *human gammaherpesvirus* 4).
DD	Differenzialdiagnose
DNA	Desoxyribonukleinsäure
CINtec PLUS®	Gewebediagnostik Roche Diagnostics Deutschland.
HBID-Gen	Hereditäres benignes intraepitheliales Dyskeratose-Gen.
HE-Färbung	Hämatoxylin-Eosin-Färbung. Färbeverfahren in der Histologie.
high-risk	mit hohem Risiko
HNO-Arzt	Hals-Nasen-Ohren-Arzt.
HPV	Humane Papillomaviren. Gruppe von DNA-Viren, die in mehr als 100 verschiedene Typen eingeteilt werden.
HSV	Als Herpes-simplex-Virus werden zwei eng verwandte Virusspezies aus der Familie der Herpesviridae bezeichnet, die beim Menschen vorkommen.
Ki-67	Immunzytochemischer Test. Ki-67 ist ein Protein, das zur Markierung von sich teilenden menschlichen Zellen geeignet ist.
MTLA	Medizinisch-Technische Laborassistentin.
NOS	*Not Otherwise specified*
PAS-Färbung	*Perjodic acid-Schiff reaction.* Zur Darstellung der sauren Mukopolysaccharide.
PAP	Papanicolaou-Färbung.
p 16	Eine zusätzliche Färbung für den Proliferationsmarker Ki-67. Sein Nachweis ist ein Indikator für eine SIN.
p 53	Ein Protein, welches bei der Regulation des Zellzyklus eine Rolle spielt.
SIN	Squamöse intraepitheliale Neoplasie.
VD	Verdachtsdiagnose.
WHO	World Health Organization. Weltgesundheitsorganisation.

Wenn nicht anders gekennzeichnet sind alle zytologischen Präparate nach Papanicolaou angefärbt.

https://doi.org/10.1515/9783110642445-202

Inhalt

1 Zur Geschichte der Mundhöhlenzytologie

Morphologische Untersuchungen des oralen Epithels wurden bereits von Schulze 1867 [1] und Miller 1889 [2] beschrieben. Die Weiterentwicklung feingeweblicher Untersuchungen, die färberische Darstellung und die sichere Differenzierung von Zellen und deren Bestandteile wurden die Grundlage für die klinische Zytologie. Romanowsky entwickelte 1891 die nach ihm benannte Färbung für die Darstellung von Parasiten. Giemsa (1904) [3] und Nocht (1899) [4] veränderten die Färbung vorrangig für den Nachweis von Malaria. Pappenheim (1901) modifizierte die Färbung von May und Grünwald zur Darstellung der hämatopoetischen Zellen [5]. Papanicolaou hat sich lange mit dem Zellbild des Vaginaepithels beim weiblichen Zyklus beschäftigt und entwickelte 1928 seine Färbung zur Darstellung unterschiedlich alter Zellen in Zellabstrichen des Gebärmuttermundes [6–11]. Die Einführung von Differenzialfärbemethoden durch Shorr [12,13] und Papanicolaou [14] erwiesen sich für die Zytologie als bedeutender Fortschritt. Die dabei eher zufällige Entdeckung eines Zervixkarzinoms in der Vaginalzytologie zog unmittelbare systematische Untersuchungen nach sich, die auch Mammasekrete und die Mundschleimhaut erfassten [15–21]. Nach dem Ende des Zweiten Weltkrieges wurde die Methode der „gynäkologischen zytologischen Krebsvorsorge nach Papanicolaou" in Deutschland schnell aufgegriffen und auch bei der Suche nach Karzinomen des Nasopharynx [22] und zur Diagnostik von Mundschleimhautveränderungen [23] verwendet. 1954 veröffentlichte Papanicolaou den *„Atlas of Exfoliativ Cytology"* mit systematisch geordneten zytologischen Befunden von Zervix und Vagina, Urogenital-, Gastrointestinal- und Respirationstrakt, von der Schwangerschaft, von Sekretionen aus der Brust, Pleura-Peritoneum, Perikard und anderen zytologischen Besonderheiten [19].

Für die Diagnostik und das Erkennen maligner Prozesse im Oralbereich fand die Abstrichzytologie breites Interesse und Anwendung [24–33]. Verschiedene Klinker versuchten die Zytologie für die klinische Diagnostik zu nutzen. Die Qualität und Interpretierbarkeit der zytologischen Abstriche sollte erhöht werden. Zum Einsatz kamen Holzspatel, Schwämmchen, Watteträger, Metallspatel und Metallküretten. Mit der Einführung der Zellbürste als Entnahmegerät zur Zellgewinnung in der Gynäkologie wurden die Bürstenabstriche auch in der Oralzytologie genutzt. Die Bürstenzytologie führte zu einer besseren Übertragbarkeit des Zellmaterials auf die Objektträger [34] und lieferte Zellmaterial aus den tieferen Epithelschichten bis zur Basalzellschicht, in der die Zellteilung stattfindet. Die Bürstenabstriche erfassen flächige Areale ähnlich der traditionellen gynäkologischen Zytologie [35,36].

https://doi.org/10.1515/9783110642445-001

Literatur

[1] Schulze FE. Epithel- und Drüsenzellen. Arch. mikr. Anat. 1867;3:137.

[2] Miller WD. Die Mikroorganismen der Mundhöhle. S. 35. Georg Thieme, Leipzig, 1889.

[3] Giemsa G. Eine Vereinfachung und Vervollkommnung meiner Methylenblau-Eosin-Färbung zur Erzielung der Romanowsky-Nocht´schen Chromatinfärbung. Centralblatt für Bakteriologie I Abteilung. 1904;32:307–313.

[4] Nocht B. Zur Färbung der Malariaparasiten. Centralblatt für Bakteriologie I Abteilung. 1899;25: 764–769.

[5] Pappenheim A. Grundriss der Farbchemie zum Gebrauch bei mikroskopischen Arbeiten. Berlin, Hirschwald, 1901.

[6] Papanicolaou GN. Diagnosis of early human pregnancy by the vaginal smear method. Proc Soc exp Biol NY. 1925;22:436–437.

[7] Papanicolaou GN. The sexual cycle of the human female as revealed by vaginal smears. Amer.J. Anat. 1933;52:519.

[8] Papanicolaou GN. The existence of a "post menopause" rhythm in women, as indicated by the study of vaginal smears. Anat Rec. 1933;55:71–72.

[9] Fraenkel L, Papanicolaou GN. Growth, desquamation and involution of the vaginal epithelium of fetuses and children, with a consideration of the related hormonal factors. Am J Anat. 1938;62:427–441.

[10] Papanicolaou GN. On the continuation of sexual rhythms in a woman after menopause. Anat Rec. 1936;64:37.

[11] Papanicolaou GN. Periodic activation of histiocyts in the vaginal fluid. Anat Rec. 1941;79:75.

[12] Shorr E. A new technic for staining vaginal smears. Science. 1940;91:321.

[13] Shorr E. A new technic for staining vaginal smears. III. A single differential stain. Science. 1941;94:545.

[14] Papanicolaou GN. A new procedure for staining vaginal smears. Science. 1941;92:438.

[15] Papanicolaou GN. A new cancer diagnostics. Proc Third Race Betterment Conference. 1928;528.

[16] Papanicolaou GN, Traut HF, Marchetti AA. The Epithelia of Woman´s Reproductive Organs. The Commonwealth Fund, Harvard Univ. Press, Cambridge (MA), USA, 1948.

[17] Papanicolaou GN. A survey of the actualities and potentialities of exfoliate cytology in cancer diagnosis. Ann int Med. 1949;31:661.

[18] Papanicolaou GN. Cytological evaluation of smears prepared by the tampon method for the detection of carcinoma of the uterine cervix. Cancer. 1954;7:1185.

[19] Papanicolaou GN. Atlas of exfoliative cytology. The Commonwealth Fund, Harvard Univ. Press, Cambridge (MA), USA, 1954.

[20] Weinmann J. The keratinisation of the human oral mucosa. J Dent Res. 1940;19:57.

[21] Ziskin DE, Kamen P, Kitley I. Epithelial smears from oral mucosa. J Dent Res. 1941;20:386–387.

[22] Morrison LF, Hopp ES, Wu R. Diagnosis of malignancy of the nasopharynx. Cytological studies by the smears technic. Ann Otol Rhinol Laryngol. 1949;58:18–32.

[23] Montgomery PW, von Haam E. A study of the exfoliative cytology in patients with carcinoma of the oral mucosa. J Dent Res. 1951;30:308–313.

[24] Schneider G. Die zerviko-faziale Aktinomykose im Lichte diagnostischer Betrachtungen. Dtsch. Zahn- Mund- und Kieferheilk. 1952;16:396–426 u. 457–464.

[25] Schoeldgen W. Orale Cytodiagnostik. Arch. klin. exp. Derm. 1955;201:556–563.

[26] Fasske E, Hahn W, Morgenroth K, Themann H. Die Leukoplakie der menschlichen Mundschleim-haut. Mitt. Ges. Krebskrk. NRW. 1958;2:1

[27] Fasske E, Schmidt CG. Das Mundhöhlencarcinom. Mitt. Ges. Krebskrk. NRW. 1961;2:146.

[28] Watanabe Y. Exfoliative cytology of the oral cavity. J jap stomat Soc. 1959;8:371.

[29] Hahn W. Exfoliativ – zytologische Untersuchungen der Mundhöhle. Dr. Ernst-Adolf Mueller
      Verlag München. 1964.
[30] Sandler HC. Reliability of oral exfoliative cytology for detection of oral cancer. J. Amer. dent.
      Ass. 1964:68:489.
[31] Camilleri GE. Methods for the early diagnosis of oral tumours cytology. Int. Dent. J.
      1969;28:739.
[32] Banoczy J. Exfoliative cytologic changes in oral leukoplakia. J. Dent. Res. 1969;48:17.
[33] Morrison LF, Hopp ES, Wu R. Diagnosis of malignancy of the nasopharynx. Cytologigal studies
      by the smear technic. Ann Otol Rhinol Laryngol. 1949;58:18–32.
[34] Tiitta O, Happonen RP, Virtanen I, Luomanen M. Distribution of tenascin in oral premalignat
      lesions and squamous cell carcinoma. J Oral Pathol Med. 1994;23:446–450.
[35] Remmerbach TW, Mathes SN, Weidenbach H, Hemprich A, Böcking A. Nichtinvasive Bürsten-
      biopsie als innovative Methode in der Früherkennung des Mundhöhlenkarzinoms. Mund-,
      Kiefer-u. Gesichtschirurgie. 2004;8(4):229–236.
[36] Böcking A, Becker J, Remmerbach TW. Bürstenbiopsie zur Mundkrebsfrüherkennung. 2004,
      Zm-online-Titelstory: Fortbildungsteil 1/2004.

2 Besonderheiten in der Diagnostik der Mundhöhlenzytologie

2.1 Die oralzytologische Diagnostik

Die Diagnostik und Behandlung der Malignome im Mund-Rachenbereich erfordert eine gemeinsame komplexe Lösung der Aufgaben, an der besonders Zahnärzte, Mund-Kiefer-Gesichtschirurgen und HNO-Ärzte, Zytologen, Pathologen und viele nachsorgende Einrichtungen beteiligt sind.

Ein beträchtlicher Teil der Patienten mit Malignomen im Mund- und Kopfbereich kommt leider oft zu spät zur Behandlung. Verschiedene Ursachen führen zu diesem Dilemma. Einmal werden die Symptome durch die Patienten selbst falsch interpretiert und zum anderen besteht ihre Angst vor dem Arztbesuch. Weiter fehlen Schmerzen im Frühstadium [1,2] oder es fehlen Symptome, die ein Grund wären, den Arzt aufzusuchen.

Ein beträchtlicher Anteil der Ärzte ist für eine orale onkologische Vorsorge nicht ausreichend qualifiziert [3]. Der Wissensstand zum Mundhöhlenkarzinom und seiner Vorstufen ist nicht zufriedenstellend, trotz der traurigen Folgen, die aus einer Diagnoseverschleppung für den Patienten entstehen [4–7]. Der Arzt befindet sich oftmals allein gelassen bei der schwierigen Entscheidung, einen harmlosen Schleimhautfleck von einem malignen Geschehen abzugrenzen [8]. Die schnell auszuführende und preisgünstige Bürstenbiopsie bietet dem einzelnen Zahnarzt und Allgemeinarzt eine einfache, unkomplizierte Möglichkeit zum Erkennen und zur Abgrenzung harmloser Veränderungen von bösartigen Tumoren und deren Vorstufen.

Die abschreckende Angst der Patienten vor der Untersuchung mit der Spritze und dem Skalpell ist vorbei. Vorteil der Bürstenbiopsie gegenüber der Skalpellbiopsie ist die reduzierte Invasivität und die Schmerzfreiheit des Vorgehens. Dabei wird keine Anästhesie benötigt, es werden keine Wundflächen oder unnötige Narben erzeugt. Weiterhin reduzieren sich für den Arzt Unkosten und der Zeitaufwand für die Materialabnahme [9].

Die nicht selten weißen oder roten Flecken und kleine Schleimhautdefekte in der Mundschleimhaut sind auch ohne eine Operation abklärbar. Ein operativer Eingriff sollte wohl abgewogen werden.

Durch die Operation werden Wunden gesetzt, welche das Trinken und Essen beeinträchtigen und das Sprechen behindern können. Narbenbildungen sind die Folge. Nach einer Operation mit dem Ergebnis eines harmlosen histologischen Befundes wird der Patient bei einem später dann eventuell notwendigen operativen Eingriff deutlich zögerlicher einer Operation zustimmen. Da ein überwiegender Anteil der Mundschleimhautveränderungen von selbst verschwindet, wird nicht selten von allen Beteiligten abgewartet. Die klinischen Bilder der oralen Schleimhaut ähneln sich trotz unterschiedlicher Ursachen und Dignität. Deshalb wird die Diagnose eines

https://doi.org/10.1515/9783110642445-002

Karzinoms aus verschiedenen Gründen durch den erstbehandelnden Arzt oft zu spät gestellt [1,10,11]. Eine gezielte Bürstenbiopsie kann die Entscheidungsfindung deutlich beeinflussen.

Eine Aufklärung durch die öffentlichen Medien kann eine wichtige Rolle einnehmen und dazu beitragen, die Angst der Patienten vor dem Zahnarztbesuch zu mindern. Die harmlose Materialentnahme sollte verstärkt bekannt gemacht werden.

Nachdem die Bürstenbiopsie in Deutschland seit 2004 im BEMA mit der Ziffer 5 für den Zahnarzt und im EBM mit der Ziffer 4952 für Pathologen eine kassenärztlich abrechenbare Leistung wurde, rückt das Thema Mundhöhlenkarzinom und die Abstrichtechnik mehr in den Blickpunkt des Interesse der niedergelassenen und daher wirtschaftlich orientierten Ärzteschaft. Der zeitliche Aufwand für die Bearbeitung und Auswertung der oralzytologischen Ausstriche im Labor wurde leider bei der Finanzierung unzureichend berücksichtigt. Die einfache Übertragung der Materialgewinnung von der gynäkologischen Zytologie auf die Verhältnisse der Mundschleimhaut ist nicht möglich, da eine Transformationszone wie an der Portio uteri in der Mundschleimhaut nicht besteht.

Der Mund-, Rachen- und Nasenraum ist für eine unkomplizierte Inspektion und Materialentnahme leicht zugänglich. Ein zytologischer Bürstenabstrich kann im Gegensatz zum histologischen Eingriff beliebig oft und ohne Schaden für den Patienten wiederholt werden. Zahnärzte sollten die seit 2004 in Deutschland als gesetzliche Kassenleistung anerkannte Inspektion der Mundhöhle und die Materialentnahme verstärkt nutzen.

Ein erstrebenswertes Ziel sollte ein einheitliches Vorgehen bei der oralen Untersuchung sein. Mit einer vernünftigen Materialabnahme wird aussagefähiges Zellmaterial gewonnen. Ähnlich wie in der gynäkologischen Zytodiagnostik ist ein einheitliches Vorgehen in der Bearbeitung des Materials im Labor, eine einheitliche Befunddarstellung und eine einheitliche Nomenklatur anzustreben. Dadurch werden die Ergebnisse der Untersuchungen aus verschiedenen Laboren untereinander vergleichbar.

Für die diagnostische Auswertung der oralzytologischen Präparate stehen in Deutschland leider keine speziell qualifizierten zytologischen Assistenten zur Verfügung [12].

Durch die einfache Entnahmetechnik kann sich jeder Zahnarzt, Kieferchirurg, HNO-Arzt und jeder auch wenig spezialisierte Arzt an dieser Fährtenuntersuchung gegen das Mundhöhlenkarzinom beteiligen. Mit dem in Deutschland bekannten Bonusheft-System in der Zahnmedizin wird bei Patienten regelmäßig einmal im Jahr der Mundraum untersucht. Die Möglichkeit der dezentralen Materialentnahme in den einzelnen Zahnarztpraxen erlaubt eine Durchführung auf breitester Ebene. Der Erfolg ist abhängig von der Zuverlässigkeit des schwächsten Gliedes im Team, das sich daran beteiligt.

Für die Oralzytologie besteht das Team aus:
1. vorwiegend Zahnärzten, die das Material entnehmen
2. zytologische Labore, hier vorwiegend Zytopathologen, die das Material auswerten
3. Mund-Kiefer-Gesichtschirurgen oder/und die Kliniken für Mund-Kiefer-Gesichtschirurgie, die die weitere bioptische Abklärung der Befunde vornehmen
4. Histopathologen

Die Ursachen für ein Versagen können in allen Stufen des Untersuchungsganges liegen. Für eine ausreichende Aussagekraft der Oralzytologie müssen Voraussetzungen erfüllt sein:
1. technisch und organisatorisch einwandfreie Abstrichentnahme
2. mehrmalige Materialentnahme nacheinander von der betroffenen Epithelstelle
3. erfahrene und qualifizierte Zytologen führen die Arbeit im zytologischen Labor aus und werden in Bezug auf ihre Qualität kontrolliert
4. der für die Abnahme verantwortliche Arzt muss die Grenzen der Methode kennen
5. die Abklärung verdächtiger Fälle muss in erfahrenen Händen liegen
6. ein guter Kontakt sollte zwischen Klinik, Zytologie und Pathologie bestehen

Die Malignome der Mundhöhle und des Rachens stellen eine heterogene Gruppe von bösartigen Neubildungen dar. Nach der Histologie unterteilt sind etwa 90 % Plattenepithelkarzinome und etwa 5 % Adenokarzinome, die vorwiegend von den Speicheldrüsen ausgehen. Weiter sind hämatologische Erkrankungen wie Leukosen, Lymphome und andere Ursachen zu nennen.

In den letzten 30 Jahren ist in Mitteleuropa eine leichte Zunahme der malignen Erkrankungen im Mund-Rachenraum zu beobachten.

2013 wurden in Deutschland 13.370 Neuerkrankungen (9.630 Männer, 3.740 Frauen) an Mund- und Rachen-Malignome registriert [13]. Die Sterbefälle lagen im gleichen Jahr bei 5.473 Personen (4.084 Männer, 1.389 Frauen). Männer erkranken drei Mal häufiger und im Mittel um drei Jahre früher als Frauen. Die Erkrankungen treten am Häufigsten in den Altersgruppen zwischen dem 55. und dem 75. Lebensjahr auf.

Häufig sind die Erkrankungen bei der Erstoperation schon fortgeschritten und etwa die Hälfte der Betroffenen überlebt nach Stellung ihrer Diagnose nicht die ersten fünf Jahre. Die malignen Erkrankungen von Mundboden, Zunge und Rachen sind mit einer geringeren Überlebensaussicht verbunden als die bösartigen Tumoren von Lippen und Speicheldrüsen.

Für eine erfolgversprechende Behandlung der Mund-Rachen-Karzinome ist das Erfassen der Erkrankung in einem möglichst frühen Stadium notwendig. Die Tumorgröße ist somit ein entscheidender prognostischer Faktor [14].

Nur durch ein gemeinsames Vorgehen aller Beteiligten ist ein frühzeitiges Erkennen und die erfolgreiche Behandlung der Malignome der Mundhöhle und des Rachens möglich.

Die orale Bürstenbiopsie hat aus folgenden Gründen praktische und klinische Bedeutung:

– Sie ist eine schnelle, komplikationslose diagnostische Hilfe bei der Abgrenzung unklarer Befunde der Schleimhaut von harmlosen Veränderungen gegenüber Karzinomen.

– Sie hilft ohne großen Aufwand bei einer schnellen präoperativen Dignitätsdiagnostik.

– Sie vermeidet unnötige chirurgische Interventionen bei zytologisch unauffälligem Befund.

  In unserem Untersuchungsgut waren 97,2 % der Befunde gutartig. Sie bestanden vorwiegend aus entzündlichen bakteriell oder viral bedingten, aber auch chemisch und mechanisch verursachten Veränderungen.

– Bei negativem zytologischem Befund helfen die Ergebnisse, vor allen bei älteren Menschen oder Patienten mit hohem Operationsrisiko, einen möglichen operativen Eingriff zu vermeiden.

– Bei zytologisch malignen Befunden oder Verdacht auf ein Tumorrezidiv nach einer Operation ist eine bessere Planung des operativen Eingriffes gegeben.

In einem frühen Stadium können die Tumore häufig allein chirurgisch und für den Patienten mit geringen Einschränkungen der Lebensqualität behandelt werden [9,15,16,17]. Die ausgedehnten operativen und radiochemischen Behandlungsmethoden erreichen nicht immer das gewünschte Ziel. Die Lebensqualität der Operierten hat sich auch in den letzten Jahren trotz ausgedehnten Techniken nicht wesentlich verbessert.

Entscheidend sind das rechtzeitige Erkennen der Erkrankung und deren zeitnahe Behandlung. Eine systematische Fährtensuche bleibt die aussichtsreichste Strategie zur Verminderung des verspäteten Erkennens der Krankheit für die Betroffenen [18].

2.2 Inspektion des Mundraumes

Eine sorgfältige Inspektion des Mundraumes durch den Arzt offenbart auffällige Stellen der Schleimhaut, die durch eine problemlose orale Bürstenbiopsie abgeklärt werden können. Dadurch kann ohne zeitliche Verzögerung die erforderliche Behandlung eingeleitet werden. Ohne Anwendung einer Spritze oder eines Skalpells können auffällige Epithelbefunde erkannt und schnell einer operativen Abklärung zugeführt werden. Der Zeitpunkt und die Tumorgröße bei der Erstoperation entscheiden über den Behandlungserfolg [9,15–17].

Die Inspektion und Untersuchung des Mundraumes sollte nach einer festgelegten Reihenfolge durchgeführt werden, um keine Epithelregion auszulassen oder zu übersehen. Durch Anheben der Ober- und Unterlippe wird die Schleimhaut des Mundvorhofes von frontal bis zum Kieferwinkel der rechten und dann der linken Seite beurteilt. Bei geöffnetem Mund sind der harte und weiche Gaumen, die Uvula, die Tonsillen rechts und links und die Hinterwand des Rachens einzusehen. Es werden der Zungenrücken (Dorsalseite, Oberseite), die Zungenränder rechts und links betrachtet. Die Zunge wird mit Hilfe eines Mulltupfers angehoben und die Zungenunterseite beurteilt. Nun ist die Oberfläche des Mundbodens einzusehen.

Jede Leukoplakie, jeder unklare und auffällige Schleimhautveränderung, jede unklare Erosion oder Ulzeration sollten abgestrichen und zytologisch untersucht werden.

Nach der Operation eines histologisch auffälligen oder positiven Befundes sollte das Narbengebiet im Abstand von drei und sechs Monaten nach einer Operation erneut gezielt abgebürstet und zytologisch kontrolliert werden.

Auch nach Zahnextraktion mit schlechter Heilungstendenz, bei unklaren und nicht wegwischbaren Schleimhautrötungen oder Veränderungen mit Blasenbildungen sind orale Bürstenbiopsien anzuwenden und für den Untersucher eine wichtige diagnostische Hilfe.

Makroskopisch eindeutige maligne Veränderungen sind histologisch abzuklären. Sie sind für eine zytologische Untersuchung weniger geeignet, da durch Tumornekrosen und lytische Zellveränderungen die Aussage eingeschränkt werden kann. Ebenso sind subkutane Schwellungen, unter der Schleimhaut liegende Tumoren, die das Epithel noch nicht durchbrochen haben, und Veränderungen mit Pigmentbildungen für eine zytologische Abklärung wenig geeignet und sollten möglichst histologisch geklärt werden.

Bei Granulationspolypen, einer Epulis oder bei einem Verdacht auf Lichen kann zytologisch nur der Ausschluss von malignen Zellen oder die Bestätigung von malignen Zellen in den oberflächlich abgestrichenen Zellen getroffen werden. Die eigentlichen Veränderungen liegen unter der Epithelschicht. In solchen Fällen ist die Histologie gefordert.

2.3 Die Abstrichentnahme

Eine zuverlässige zytologische Diagnose ist nur an ausreichendem und repräsentativem Material möglich. Wenige auffällige Zellen reichen zur Diagnose „maligne" oft nicht aus. Der Befund muss zur Kenntnis genommen, aber eine baldige Abstrichkontrolle mit mehr Material angefordert werden.

Die Diagnose auf Malignität darf nur an gut erhaltenen Zellen mit intaktem Zytoplasma gestellt werden. Eine atypische Zelle, deren Kern von einem nur sehr schmalen Zytoplasmasaum umgeben ist, kann oft nur unter starker Vergrößerung in Ölimmersion von einem Nacktkern unterschieden werden.

Die Zahl der auffälligen Zellen im Abstrich ist abhängig von der Abstrichtechnik, von der Entnahmestelle, der Ausdehnung der Veränderung in der Schleimhaut sowie vom Epitheltyp und dem Zustand des Epithels, aus dem die Zellen stammen.

2.3.1 Die Bürstenbiopsie

Im Epithel haben die Zellen das Stratum basale die Fähigkeit sich zu teilen. In der Ebene der Basalzellen liegt der Beginn für die Entartung des Epithels. Um das Epithel besser beurteilen zu können, reicht es nicht aus, nur die obere Zellschicht zu untersuchen. Um von einer Stelle der Schleimhaut ausreichendes Material zu bekommen, sollten mit einer Bürste die Epithelzellen schichtweise vom gleichen Ort abgetragen und getrennt auf die einzelnen Objektträgen gebracht werden.

2.3.2 Die Materialentnahme

Zu Beginn sind die Objektträger (5 OT mit einem Mattschild) bereitzulegen und mit einem Bleistift Patientenname, Entnahmestelle und eine fortlaufende Nummer der Objektträger 1 bis 5 auf das Mattschild zu schreiben [19,20,21]. Diese Kennzeichnung mit Bleistift bleibt bei der Bearbeitung im Labor erhalten und hilft vor Verwechslungen der Präparate (Abb. 2.1).

Mit einer Abstrichbürste (Cytobrush) wird von der auffälligen Schleimhautstelle im Mund das oberflächliche Epithel abgebürstet [21] (Abb. 2.7) und die Bürste auf dem Objektträger Nr. 1 abgerollt (Abb. 2.2). Nicht mit der Bürste über den Objektträger wi-

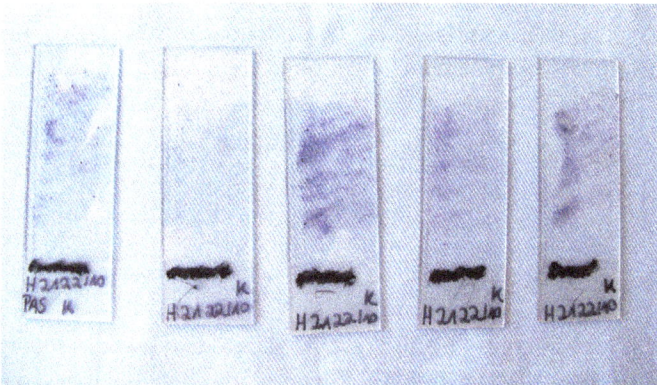

Abb. 2.1: Objektträger mit ausgestrichenem und gefärbtem Material von einen Untersuchungsfall (nach der Nummerierung im Labor).

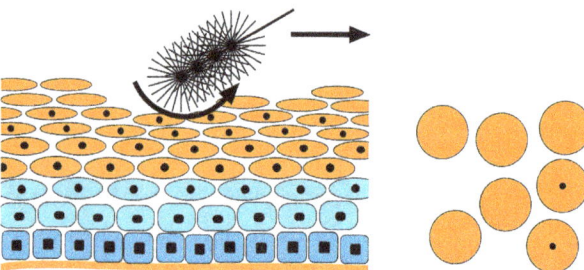

Abb. 2.2: Schematische Darstellung des Epithels beim ersten Bürstenabstrich (links). Die flach ausgebreiteten oberflächlichen Plattenepithelien (im Bild rechts).

schen. Wenn möglich, sollten die ausgestrichenen Stellen auf dem Objektträger nicht erneut überrollt werden. Dadurch werden die bereits aufgetragenen Zellen nicht verändert.

Mit der gleichen Bürste wird über dieselbe auffällige Schleimhautstelle gebürstet und die Bürste auf dem Objektträger Nr. 2 ausgerollt (Abb. 2.3).

Mit der gleichen Bürste wird von derselben Stelle der Abnahmevorgang ein drittes (Abb. 2.4), viertes (Abb. 2.5) und fünftes Mal (Abb. 2.6) wiederholt.

Somit kommt bei jedem neuen Abstrichvorgang die Bürste im Epithel etwas tiefer und aus der jeweils darunter liegenden tieferen Epithelschicht wird brauchbares Zellmaterial gewonnen. Mit der Bürste wird keine Verletzung mit der Folge einer Narbe

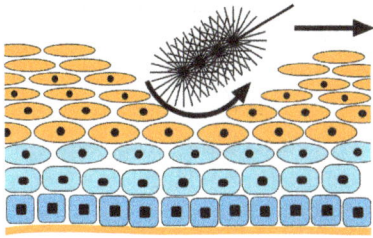

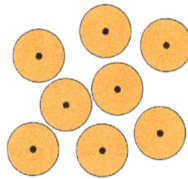

Abb. 2.3: Schematische Darstellung des Epithels beim zweiten Bürstenabstrich (links). Die einzelnen ausgestrichenen Epithelien der oberflächlichen und mittleren Zellschicht (rechts).

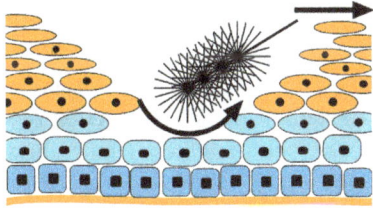

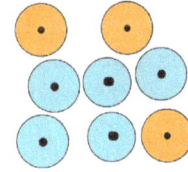

Abb. 2.4: Schematische Darstellung des Epithels beim dritten Bürstenabstrich (links). Die ausgestrichenen Plattenepithelien der mittleren und tieferen Epithelschicht (rechts).

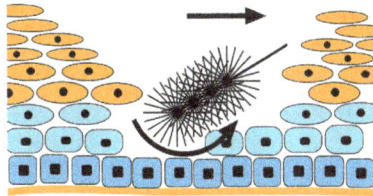

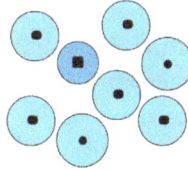

Abb. 2.5: Schematische Darstellung des Epithels beim vierten Bürstenabstrich (links). Die ausgestrichenen Epithelien aus der tieferen Zellschicht (rechts).

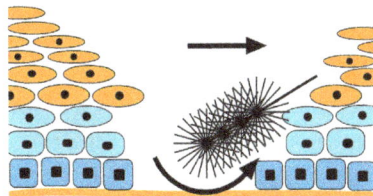

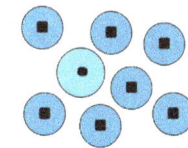

Abb. 2.6: Schematische Darstellung des Epithels beim fünften Bürstenabstrich. Die einzelnen Plattenepithelien der tiefen und untersten Epithelschicht (rechts).

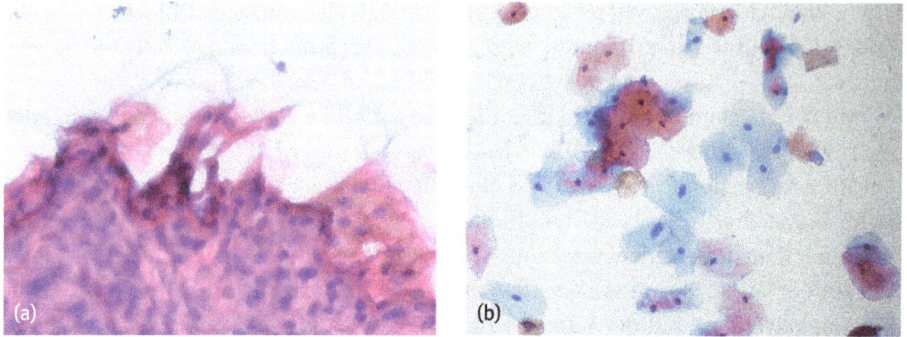

Abb. 2.7: Oberflächliche Plattenepithelien, die sich aus dem Gewebeverband ablösen. (a) histologischer Schnitt. Im zytologischen Ausstrich erscheinen die Epithelien als flache Scheiben (b).

gesetzt. Die Bürstenbiopsie kann ohne Komplikation kurzfristig und problemlos für den Patienten wiederholt werden [22]. Dagegen ist nach einer chirurgischen Probeexzision ein kurzfristiges Wiederholen dieses operativen Eingriffes schlecht geeignet.

Nach dem Ausrollen des Abstrichmaterials auf die Objektträger sind diese sofort zu fixieren, bevor eine Lufttrocknung einsetzt. Als Fixationsmittel können käufliche Sprays, wie Fixationsspray für zytologische Präparate oder reines Isopropanol verwendet werden. Mit Isopropanol werden die Präparate ca. 30 min lang in ein Tauchbecken gestellt und sind danach versandfertig. Eine besondere Kühlung ist nicht erforderlich. Die Präparate können in Versandköcher bruchsicher verpackt werden und sind zum Versand bereit (Abb. 2.8). Die Deckel der Versandköcher müssen richtig verschlossen werden, damit die Objektträger auf dem Transport nicht herausfallen und zerbrechen.

Die Ausstriche sollen deshalb getrennt auf mehreren Objektträgern aufgetragen werden, weil die routinemäßige Färbung nach Papanicolaou und die nach PAS in unterschiedlichen voneinander getrennten Färbeabläufen erfolgt.

Sind in der Schleimhaut mehrere Stellen auffällig, müssen für jede weitere Entnahmestelle erneut fünf Objektträger beschriftet und für die zusätzliche Entnahmestelle jeweils eine neue Entnahmebürste verwendet werden.

Die routinemäßigen Färbungen nach PAP und PAS sollen zu einem schnellen zytologischen Ergebnis ohne Zeitverzögerung führen. Im Einzelnen können bei Notwendigkeit und Unklarheit weitere Untersuchungen im Labor durchgeführt und veranlasst werden (DNA-Zytometrie, verschiedene immunzytochemische Untersuchungen, HPV-Diagnostik). Für eine notwendige DNA-zytophotometrische Untersuchung wird ein geeignetes Präparat aus den nach PAP gefärbten Präparaten ausgesucht und für die DNA-Bestimmung verwendet.

Weitere mögliche immunzytochemische Spezialuntersuchungen werden hier für die Fährtensuche nicht berücksichtigt. Auf die zellulären Veränderungen, die nach operativen Eingriffen, während und nach Chemotherapien, radiologischen Behand-

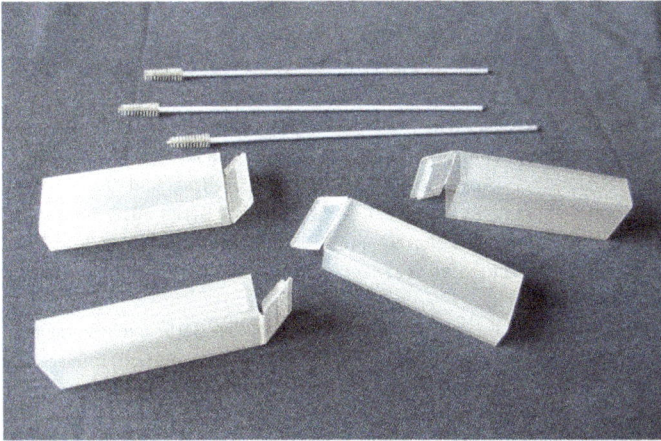

Abb. 2.8: Versandköcher für je 5 Objektträger und Abstrichbürsten.

lungen, während oder nach Zytostatikabehandlung und bei der Therapie mit Immunsuppressiva auftreten, wird nicht näher eingegangen. Das überschreitet den Rahmen dieser Arbeit und ist einer weiteren Schrift vorbehalten.

Die vorgestellte Bürstenbiopsie will die Ergebnisse der Histologie nicht ersetzen. Vielmehr kann die Ausstrichmethode dazu beitragen, erkrankte Patienten schneller einer gezielten Diagnostik und der entsprechenden Therapie zuzuführen. Eine enge Zusammenarbeit der Zytologie mit der Histologie ist deshalb die logische Folge.

Literatur

[1] Guggenheimer J, Verbin RS, Johnson JT, Horkowitz CA, Myers EN. Factors delaying the diagnosis of oral and oropharyngeal carcinoma. Cancer. 1989;64:932–935.
[2] Pape HD. Die Früherkennung der malignen Mundschleimhauttumoren unter besonderer Berücksichtigung der exfoliativen Cytologie. Hanser, München, 1–135. 1972.
[3] Clovis JB, Horowitz AM, Poel DH. Oral and pharyngeal cancer: practices and opinions of dentists in British Columbia and Nova Scotia. J Can Dent Assoc. 2002;68:421–425.
[4] Teppo H, Koivunen P, Hyrynkangas K, Alho OP. Diagnostic delay in laryngeal carcinoma: professional diagnostic delay is a strong independent predictor of survival. Head Neck. 2003;25:389–394.
[5] Horowitz AM, Drury TF, Goodman HS, Yellowitz JA. Oral Pharyngeal Cancer Prevention and Detection. Dentists´ Opinions and Practices. J Am Dent Assoc. 2000;131:453–462.
[6] Clovis JB, Horowitz AM, Poel DH. Oral and pharyngeal cancer: knowledge and opinions of dentists in British Columbia and Nova Scotia. J Can Dent Assoc. 2002;68:415–420.
[7] Nicotera G, Gnisci F, Bianco A, Angelillo IF. Dental hygienists and oral cancer prevention: knowleadge, attitudes and behaviors in Italy. Oral Oncol. 2004;40:638–644.
[8] Silverman S. Early diagnosis of oral cancer. Cancer. 1988;62:1796–1799.
[9] Böcking A, Remmerbach T, Becker J. Bürstenbiopsie zur Krebsfrüherkennung. Zahnäztl Mitteil. 2004;9:28–32.

[10] Allison P, Franco E, Black M, Feine J. The role of professional diagnostic delays in the prognosis of upper aerodigestive tract carcinoma. Oral Oncol. 1998;34:147–153.

[11] Wildt J, Bungaard T, Bentzen SM. Delay in the diagnosis of oral squamous cell carcinoma. Clin Otolaryngol. 1995;20:21–25.

[12] Poate TW, Buchanan JA, Hodgson TA, et al. An audit of the efficacy of the oral brush biopsy technique in a specialist Oral Medicine unit. Oral Oncol. 2004;40:829–834.

[13] Krebs in Deutschland für 2013/2014. 11. Ausgabe. Robert Koch-Institut (Hrsg) und die Gesellschaft der epidemiologischen Krebsregister in Deutschland e. V. (Hrsg). Berlin 2017.

[14] Camilleri GE. Methods for the early diagnosis of oral tumours cytology. Int Dent J. 1968;28:739.

[15] Bray F, Sankila R, Fertay J, Parkin DM. Estimates of cancer incidence and mortality in Europa in 1995. Eur J Cancer. 2002;38:99–166.

[16] Adam C. Tumoren in Mund-, Kiefer- und Gesichtsbereich unter spezieller Berücksichtigung von Plattenepithelkarzinomen. Datenbankgestützte Dokumentation. Med. Dissertation, Universität Tübingen 2003.

[17] Argiris A, Karamouzis MV, Raben D, Ferris RL. Head and neck cancer. Lancet 2008. 17;371:1695–1709.

[18] Pitiphat W, Diehl SR, Laskaris G, et al. Factors associated with delay in the diagnosis of oral cancer. J Dent Res. 2002;81(3):192–197.

[19] Remmerbach TW, Weidenbach H, Hemprich A, Böcking A. Earlies Detection of Oral Cancer Using Non-Invasive Brush Biopsy including DNA-Image-Cytometry: Report on four Cases. Anal Cell Pathol. 2003;25:159–166.

[20] Remmerbach TW, Mathes SN, Weidenbach H, Hemprich A, Böcking A. Nicht invasive Bürstenbiopsie als innovative Methode in der Früherkennung des Mundhöhlenkarzinoms. Mund Kiefer Gesichtschir. 2004;8(4):229–236.

[21] Remmerbach TW, Schmidt-Westhausen A, Böcking A. Orale exfoliative Zytologie (Bürstenbiopsie). Ein Beitrag zur Früherkennung des Mundhöhlenkarzinoms. Quintessenz-Verlag Berlin, 2005;56(5):491–501.

[22] Nichols ML, Quinn FB, Schnadig VL, et al. Interobserver Variability in the Interpretation of Brush Cytologic Studies from Head and Neck Lesions. Arch Otolaryngol Head Neck Surg. 1991;117:1350–1355.

3 Anatomie und Zytologie von Mundhöhle, Nasenhöhle und Rachen

3.1 Einführung

Die Kenntnisse vom Aufbau der normalen Mund- Nasen- Rachenschleimhaut, das Wissen von den typischen makroskopischen klinischen Erscheinungsbildern und den dazugehörigen mikroskopischen Zellformen sind die notwendige Voraussetzung für das Verständnis und das Erkennen ihrer Krankheiten.

Mundhöhle und Nasen-Rachenraum sind zusammen mit den Speicheldrüsen und dem lymphatischen System des Rachens eine funktionelle Einheit. Sie sollten im Zusammenhang mit dem Kehlkopf, dem Tracheobronchialsystem, der Lunge, dem Ösophagus und dem Magen- Darmtrakt gesehen werden.

Die Haut im Eingangsbereich der Nasenhöhle (Regio cutanea) ähnelt im Aufbau der äußeren Haut. In den Eingang ragen kurze Haare. Die Schleimhaut enthält gefäßreiche Papillen, Talg- und Schweißdrüsen. Zahlreiche Blutgefäße geben die Wärme an die eingeatmete Luft ab und erhöhen so deren Temperatur auf 35 °C. Das Epithel besteht aus verhorntem Plattenepithel, das auf den vorderen Teil der unteren Nasenmuschel und den unteren Teil des unteren Nasenganges reicht. Die eigentliche Nasenhöhle und die nasale Seite des weichen Gaumens werden von mehrschichtigem zylindrischem Flimmerepithel mit Ersatzzellen ausgekleidet. Dieses Stroma enthält viele Lymphozyten und zusammenfließende solitäre Lymphfollikel.

In der unteren Nasenmuschel ist das Epithel reich an Becherzellen und verästelten alveolär-tubulären Drüsen, deren Ausführungsgänge am Anfang mit Flimmerepithel ausgekleidet sind. Die Schleimdrüsen sondern seröses Sekret ab und schaffen in der Umgebung eine relative Feuchtigkeit von mehr als 80 %.

Der normale Nasenschleim schafft eine innere dünnflüssige Solschicht, in welche die Zilien der Flimmerepithelien hineinragen und in einem Rhythmus von etwa 450 bis 900 Mal pro Minute schlagen. Eine äußere diskontinuierliche Gelschicht wird durch den Zilienschlag transportiert. Beide Schichten werden durch ein Surfactant, d. h. eine Transportschicht getrennt. Die Überführung der Solschicht in die Gelschicht erfolgt bei einem pH-Wert 7,5 bis 7,6 durch die Einwirkung der Kohlensäure der Atemluft [1] und schafft eine optimale Viskosität des Sekretes. Bestandteile des Schleimes sind Mucine, die eine viskoelastische Eigenschaft verleihen. Bisher werden 13 Mucine (Muc 1–13) unterschieden. Außerdem sind noch kleine mucinassoziierte Moleküle, sog. trefoil peptide Mucine, bei der Zelladhäsion, der Immunantwort, der Interaktion mit der umgebenden Mikroflora und bei zahlreichen Krankheiten wichtig [2].

Die hinteren Nasengänge und der Nasopharynx werden von respiratorischem Epithel ausgekleidet, dagegen die Mundhöhle und der Oropharynx von Plattenepithel.

https://doi.org/10.1515/9783110642445-003

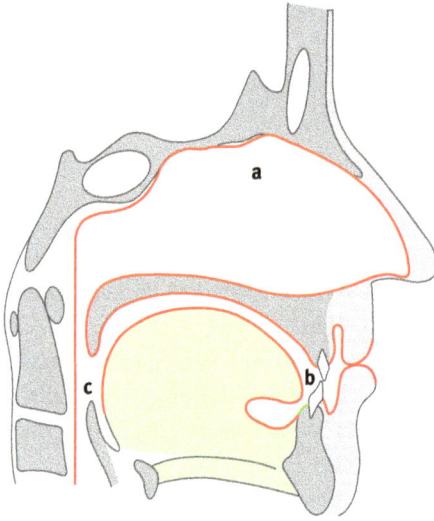

Abb. 3.1: Auskleidung der Schleimhaut in der Nasenhöhle (a), der Mundhöhle mit Lippen, Vestibulum, harten und weichen Gaumen, der Zunge, des Mundbodens (b) und im Rachenraum (c) (rot umrandet).

Die orale und nasale Exfoliativzytologie erfasst die Zellen der Mundhöhle und des Nasenrachenraumes bis zur Basalmembran (Abb. 3.1). Die Ausnahme sind Tumore oder Entzündungen, die von subkutan/submukös die Basalmembran durchbrechen und in die Mundhöhle gelangen.

Für das Verständnis der nasopharyngealen und oralen Zellveränderungen sind die Kenntnis der normalen und pathologischen Anatomie und Physiologie wichtig.

Obwohl das Epithel im gesamten Körper grundsätzlich gleich aufgebaut ist, unterscheiden sich die Epithelschichten von Lippen, Vestibulum, Gingiva, Wangen, Gaumen, Mundboden, Zunge und Pharynx voneinander. Deshalb werden die einzelnen Regionen getrennt dargestellt. Beim Plattenepithel haben nur die Basalzellen unmittelbaren Kontakt mit der Basalmembran. Nur die Basalzellen besitzen die Fähigkeit der Teilung.

3.2 Lippenschleimhaut

An den Lippen werden Ober- und Unterlippe unterschieden, wobei die Unterlippe meist etwas größer ist. Beide sind nicht behaart, haben keine Schweiß- und nur vereinzelt Talgdrüsen. Daher trocknen sie schneller aus und werden leichter spröde. Jeder pathologische Prozess schränkt die natürliche Flexibilität und Belastbarkeit der Schleimhaut ein, hierbei besonders im Mundwinkel und der retroangulären Region. Fälschlich wird unter Lippen oft nur das Lippenrot verstanden. Das Epithel des Lippenrots ist sehr dünn, enthält keine Melanozyten und bewirkt durch das durchscheinende Blut der darunter liegenden Blutgefäße die deutliche Rotfärbung. Normalerweise sind die Ausstriche vom Lippenrot sehr zellarm. Das oral nach dem Lippenrot

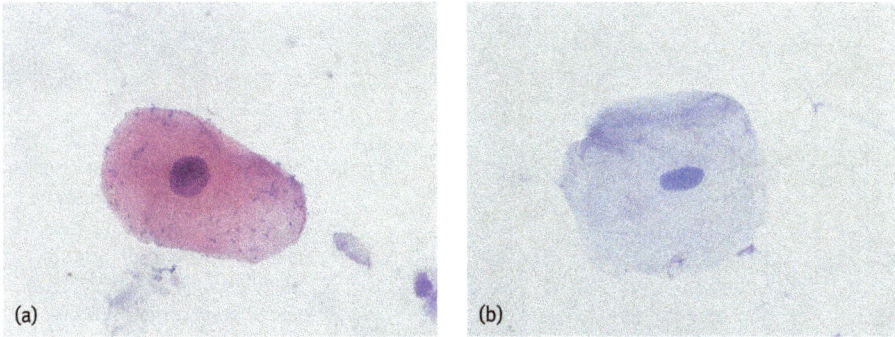

Abb. 3.2: Intermediärzelle (a) und Superfizialzelle (b) der Lippenschleimhaut.

gelegene Epithel besteht ähnlich der Wangenschleimhaut aus drei Schichten, dem Stratum basale, dem Stratum hydrosum und dem Stratum distendum.

Die Zellen flachen erst an der Grenze zum Stratum distendum stark ab und werden sehr dünne, lang gestreckte Superfizialzellen. Die Zellkerne werden sehr flach und bleiben bis in das Stratum distendum erhalten. Weiter sind hier kleine seromuköse Drüsen ausgebildet (Abb. 3.2).

3.3 Gingiva (Zahnfleisch)

3.3.1 Orales Gingivaepithel

Das orale Gingivaepithel bedeckt die vestibulären und lingualpalatinalen Oberflächen der marginalen, alveolären und der interdental-papillären Gingiva. Es reicht vom Zahnschmelz nach lateral ca. 12 bis 15 mm bis zum Alveolarsaum. Das ca. 200 bis 300 µm dicke Epithel besteht aus 4 Schichten, dem Stratum basale, Stratum spinosum, Stratum granulosum und Stratum corneum (Abb. 3.3). Durch die Teilung der Basalzellen erneuert sich das Epithel. Basalzellen sind kubisch oder säulenartig, haben einen Zelldurchmesser von 12 bis 20 µm, sind nur gering differenziert und dadurch in den einzelnen Mundschleimhautregionen ähnlich aufgebaut. Eine Basalzelle teilt sich innerhalb von 8 bis 16 Tagen in zwei Tochterzellen. Normalerweise behält die eine Tochterzelle als Basalzelle die Teilungsfähigkeit. Die andere Tochterzelle verliert ihre mitotische Aktivität und wandert über das Stratum spinosum zur Epitheloberfläche. Die Parabasal- bzw. Intermediärzellen sind 15 bis 25 µm groß. Die von der Basalzellschicht in das Stratum spinosum aufsteigenden Intermediärzellen verändern ihre Gestalt (Abb. 3.4). Sie werden größer und zunächst polygonal. Im oberen Stratum spinosum und im Stratum granulosum flachen sie immer mehr ab und werden zu Superfizialzellen.

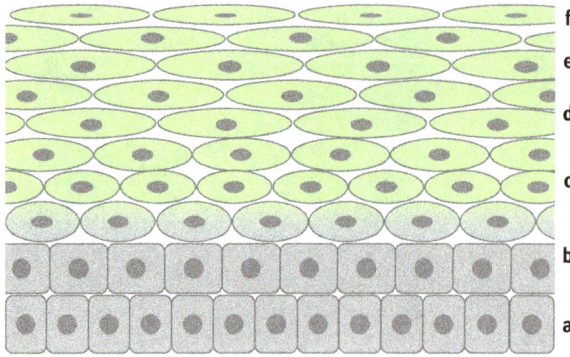

Abb. 3.3: Das Plattenepithel der Mundschleimhaut mit Stratum basale (a), Stratum parabasale (b), Stratum spinosum (Intermediärschicht) (c, d), Stratum granulosum (Körnerschicht) (e) und Stratum corneum (Hornschicht) (f).

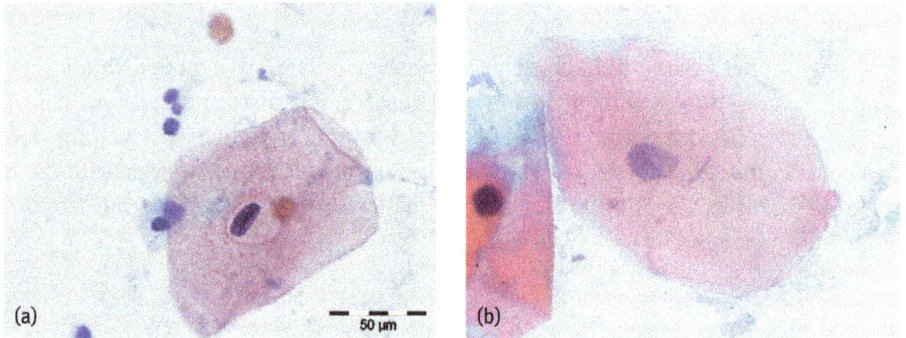

Abb. 3.4: Parakeratozyt (a) und Intermediärzelle (b) der Gingiva.

Die Teilungsrate der Basalzellen entspricht der Abschilferung der Epithelzellen an der Oberfläche. Die Epitheldicke bleibt dadurch konstant erhalten.

Im Zytoplasma liegen die Keratohyalingranula, die lichtmikroskopisch gut zu erkennen sind. Sie erscheinen als sphärische, scharf begrenzte, etwa 1 µm große, dunkle Körper. Keratohyalingranula finden sich vereinzelt im oberen Stratum spinosum und in individuell variabler Zahl bis häufig in den Superfizialzellen des Stratum granulosum.

Im Übergang vom Stratum granulosum zum Stratum corneum werden Glykoproteine und Enzyme an der superfizialen Seite der abgeflachten Epithelien in den Interzellularraum ausgeschleust. Im Interzellularraum des Stratum corneum entstehen blattartige Strukturen, die eine Permeabilitätsbarriere bilden.

Die Umwandlung einer Superfizialzelle in eine Hornzelle (Korneozyt) wird enzymatisch gesteuert und dauert etwa 14 Stunden. Der Kern wird aufgelöst und es kommt zu einer chemischen und strukturellen Qualitätsänderung. Die Verhornung kann mehr oder weniger vollständig sein. Es werden 3 Keratinisationsgrade unterschieden, die im Lichtmikroskop durch unterschiedlich strukturierte Hornzellen charakterisiert sind:

1. Orthokeratinisation: das homogene Stratum corneum besteht aus flachen, dicht aufeinander gelagerten Hornschuppen ohne Zellkernen (Abb. 3.5). Im zytologi-

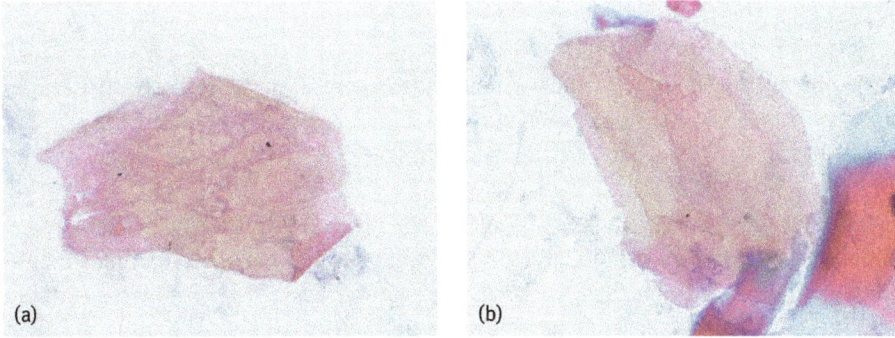

(a) (b)

Abb. 3.5: Kernlose Schollen (Korneozyten) der Gingiva (a, b).

schen Ausstrich sind die Zellen unregelmäßig, polygonal und mit eosinophilem, gelblichem oder orangeophilem Zytoplasma. Im Bereich des ehemaligen Kernes besteht häufig ein transparenter Bezirk, eine Kernhöhle.

2. Parakeratinisation: das homogene Stratum corneum besteht aus flachen Hornschuppen mit stark pyknotischen Kernen. Zytologisch ist der Zellkern pyknotisch erhalten und das Zytoplasma rötlich bis orangeophil angefärbt.

3. Unvollständige Parakeratinisation: das Stratum corneum ist inhomogen und enthält zwei Zelltypen.

   Der eine Zelltyp gleicht der Hornschuppe des orthokeratinisierten Stratum corneum, der andere gleicht einer kernhaltigen Zelle ohne Verwandlung zu einer Hornschuppe, das scheinbar nur an die Stratum corneum-Oberfläche gelangt ist. Das Stratum corneum der Gingiva ist 10 μm dick und besteht aus etwa 8 bis 10 Lagen von Hornschuppen. Der einzelne Korneozyt hat eine Dicke von etwa 0,9 bis 1,2 μm.

Im Gingivaepithel befinden sich Melanozyten, Dendrozyten und Merkel-Zellen.

Trifft das Gingivaepithel mit dem Zahnschmelz in Kontakt, entsteht ein Haftmechanismus mit einer Basallamina und Halbdesmosomen, der als Epithelansatz bezeichnet wird.

Zwischen dem eigentlichen Gingivaepithel und dem Zahnschmelz befinden sich das Saumepithel und das Sulcusepithel (Abb. 3.6).

Diese Basallamina ist ca. 90 bis 150 nm breit und besteht aus einer Lamina lucida und einer Lamina densa. Die Lamina densa haftet der Oberfläche des Zahnschmelzes an. Die Lamina lucida liegt dem Saumepithel an. Zwischen den schichtartig übereinander gelagerten Strukturelementen (Zellmembran, Halbdesmosomen, Basallamina, Zahnoberfläche) bestehen adhäsive und kohäsive Kräfte, die in ihrer Gesamtheit die Haftung der Saumepithelzellen an die Zahnoberfläche garantieren.

3.3.2 Saumepithel

Das Saumepithel ist ein sich selbst erneuerndes Gewebe, das spezifische Strukturen aufweist (siehe Kap. 6.4.2). Es besteht apikal aus 1 bis 3 Zelllagen und nach koronal aus 15 bis 30 Zelllagen. Im koronalen Abschnitt ist das Saumepithel bis zu 150 μm dick.

Das Saumepithel wird aus der Basalzellschicht und der suprabasalen Schicht gebildet. Die Basalzellen sind teilungsfähig. Sie bilden den apikalen Rand des Saumepithels, der an der Schmelz-Zementgrenze endet. Basalzellen sind wie die ihnen angrenzenden ein- bis zwei Lagen suprabasaler Zellen kuboid. Alle übrigen Zellen der suprabasalen Schicht sind flach, lang gestreckt und liegen mit der Längsachse parallel zur Zahnrandoberfläche. Die Zellen sind untereinander mit wenigen Haftpunkten verknüpft. Der Interzellularraum ist unterschiedlich breit. Die seitliche Begrenzung des Saumepithels gleicht sich der Schmelzoberfläche an.

Die freie Oberfläche des Saumepithels befindet sich am Boden des Sulcus gingivae bzw. am interdentalen Col. Nur hier schilfern sich die ausgereiften Saumepithelzellen ab. Alle Zellen des Saumepithels sind annähernd gleichartig und in charakteristischer Weise strukturiert. Die länglichovalen Kerne sind parallel zur Zahnoberfläche ausgerichtet. Ausgenommen die Basalzellen haben alle Saumepithelzellen ein Verhältnis Kern zu Zytoplasma von etwa 1:4,5. Im Saumepithel erfolgt keine Differenzierung des Zytoplasmas wie in den Zellen des Gingivaepithels. Es gibt keine Verhornung und keine membranverkleidenden Granula. Eine Diffusionsbarriere fehlt.

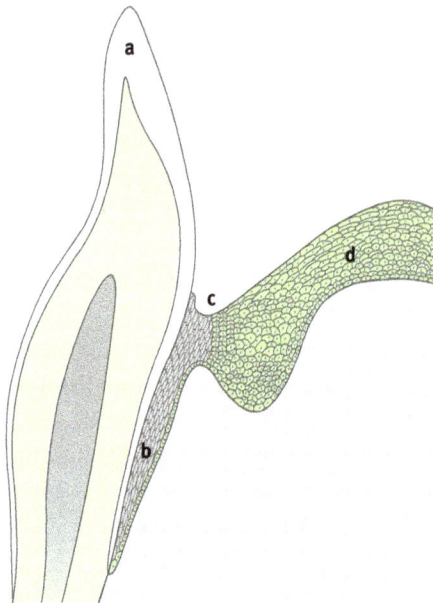

Abb. 3.6: Darstellung von Saumepithel, Sulkusepithel und Gingivaepithel. Dem Zahnschmelz (a) anhaftendes Saumepithel (b), das koronal bis zum Sulkusepithel (c) reicht. Dieses grenzt an das orale Gingivaepithel (d).

Basalzellen des Saumepithels sind mit Halbdesmosomen und einer Basallamina mit dem subepithelialen Bindegewebe verhaftet. Die externe Basallamina geht am apikalen Rand des Saumepithels in die interne Basallamina über, d. h. in den sekundären Epithelansatz.

Das normale Saumepithel besitzt eine hohe Umsatzrate und enthält dendritische Zellen (Langerhans-Zellen), größere Mengen Leukozyten und Makrophagen. Für die Gesunderhaltung und Abwehrleistungen des gingivalen Gewebes am Zahnhals nimmt das Saumepithel die Schlüsselstellung ein. Die Zellen des Saumepithels wandern in Richtung ihrer Längsachse auf den Sulkusboden zu. Eine einmalige Erneuerung der Zellschicht dauert 4 bis 6 Tage. Saumepithelzellen enthalten zahlreiche Lysosomen [3,4] und können Mikroorganismen phagozytieren. Alle Saumepithelzellen schilfern an der Oberfläche ab. Die ständig durch das Saumepithel wandernden neutrophilen Granulozyten treten aus dem subepithelialen Gefäßkomplex und durchqueren das Epithel in weniger als 1 h, erreichen den Boden der Sulcus gingivae und verlieren sich. Normale menschliche Epithelien enthalten keine Granulozyten und Makrophagen. Das Saumepithel zeigt somit die Zeichen einer dauernd bestehenden mehr oder weniger starken Entzündung.

Wandern gleichzeitig zahlreiche Granulozyten durch das koronale Saumepithel, werden die einzelnen Saumepithelien voneinander gelöst. Folge davon kann das Abstoßen eines Teils des Gewebes sein und der Sulcus gingivae vertieft sich. Zum anderen kann das Saumepithel infolge der hohen Umsatzrate wieder angehoben werden.

Form und Tiefe des Sulcus gingivae sind von Zahn zu Zahn unterschiedlich und werden durch entzündliche Reaktionen und mechanische Belastungen beeinflusst. So können regelmäßiges, horizontal gerichtetes Reinigen mit der Zahnbürste nicht nur den Zahnhals säubern, sondern künstlich die Abschilferungsrate der Saumepithelzellen im Sulkusboden erhöhen und eine Normalisierung des Gingivasaumes verhindern. Wird der Zahnhals z. B. mit antibakteriellen Spüllösungen gesäubert, wird der Sulcus gingivae flacher und verschwindet völlig, weil die Sulkusepithelzellen den Sulkusboden nach koronal anheben.

3.3.3 Orales Sulkusepithel

Das orale Sulkusepithel bildet die laterale Wand des Sulcus gingivae und geht kontinuierlich sowohl in den koronalen Abschnitt des Saumepithels als auch in das orale Gingivaepithel über. Es ähnelt dem oralen Gingivaepithel. Die Grenzen von Saumepithel und oralem Sulkusepithel sind histo- bzw. zytochemisch deutlich. Die Saumepithelzellen sind hell. Die Zellen des oralen Sulkusepithel sind basophil dunkel.

Orales Sulkusepithel ist vielschichtig und leicht parakeratinisiert. Ein homogenes Stratum corneum fehlt. Die mittleren Schichten enthalten unterschiedlich Glykogen.

Das Sulkusepithel ist weniger permeabel als das Saumepithel und wird normalerweise nicht von transmigrierenden Leukozyten durchwandert.

3.4 Alveolarschleimhaut

Das Epithel der Alveolarschleimhaut ist mit ca. 270 µm etwa gleich dick wie das der Gingiva, jedoch anders aufgebaut. Es besteht aus dem Stratum basale, dem Stratum filamentosum und an der Oberfläche dem Stratum distendum.

Die teilungsfähigen Basalzellen sind klein und ovoid. Die aus dem Stratum basale abwandernden Parabasalzellen werden schnell größer und im Stratum filamentosum polygonal zu Intermediärzellen (Abb. 3.7). Erst im Stratum distendum werden die Zellen als Superfizialzellen außerordentlich dünn ausgewalzte, sehr flach geformte Scheiben, sind streckbar und schilfern an der Epitheloberfläche ab (Abb. 3.8). Im Stratum filamentosum, in den Intermediärzellen und im Stratum distendum, in den Superfizialzellen wird Glykogen in Form kleiner Granula gespeichert (die Schiller'sche Jodprobe ist dadurch positiv).

Die Kerne der ausdifferenzierten Superfizialzellen bleiben erhalten. Es kommt zur Anreicherung von Keratinfilamenten, die chemisch nicht zu Horn verwandelt werden. Die Superfizialzellen sind flache Scheiben mit einem Durchmesser von

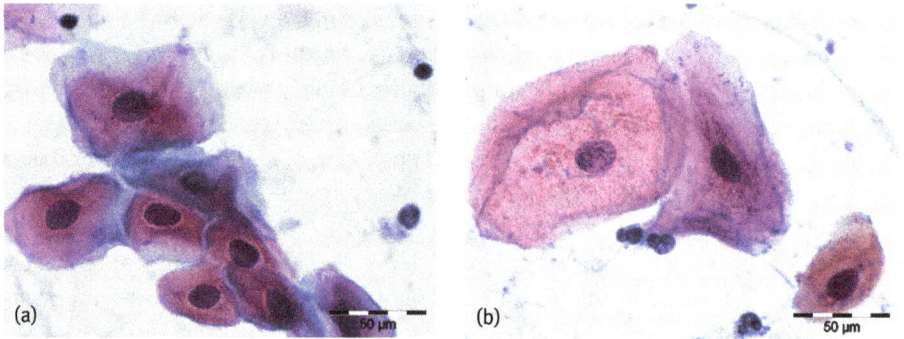

Abb. 3.7: Parabasalzellen (a) und Intermediärzellen (b) vom Alveolarsaum.

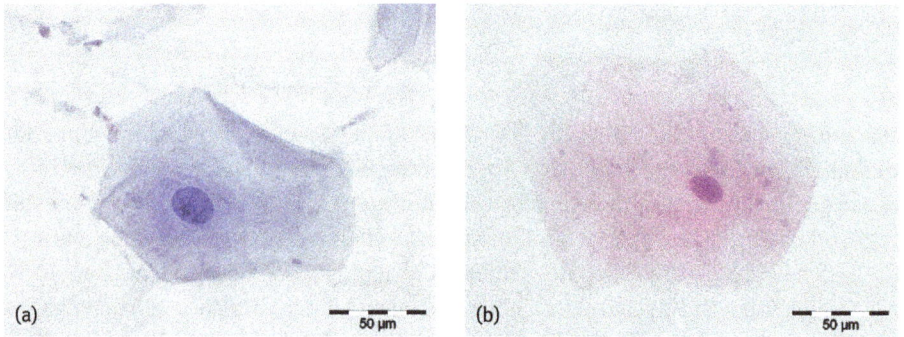

Abb. 3.8: Intermediärzelle (a) und Superfizialzelle mit einzelnen Keratohyalingranula(b) vom Alveolarsaum.

80 µm. Die Alveolarschleimhaut enthält Melanozyten, dendritische Zellen, Merkel-Zellen und kleine Lymphozyten.

3.5 Wangenschleimhaut

Das etwa 580 µm dicke Epithel der Wangenschleimhaut besteht aus drei Schichten, dem Stratum basale, dem Stratum filamentosum und dem Stratum distendum.

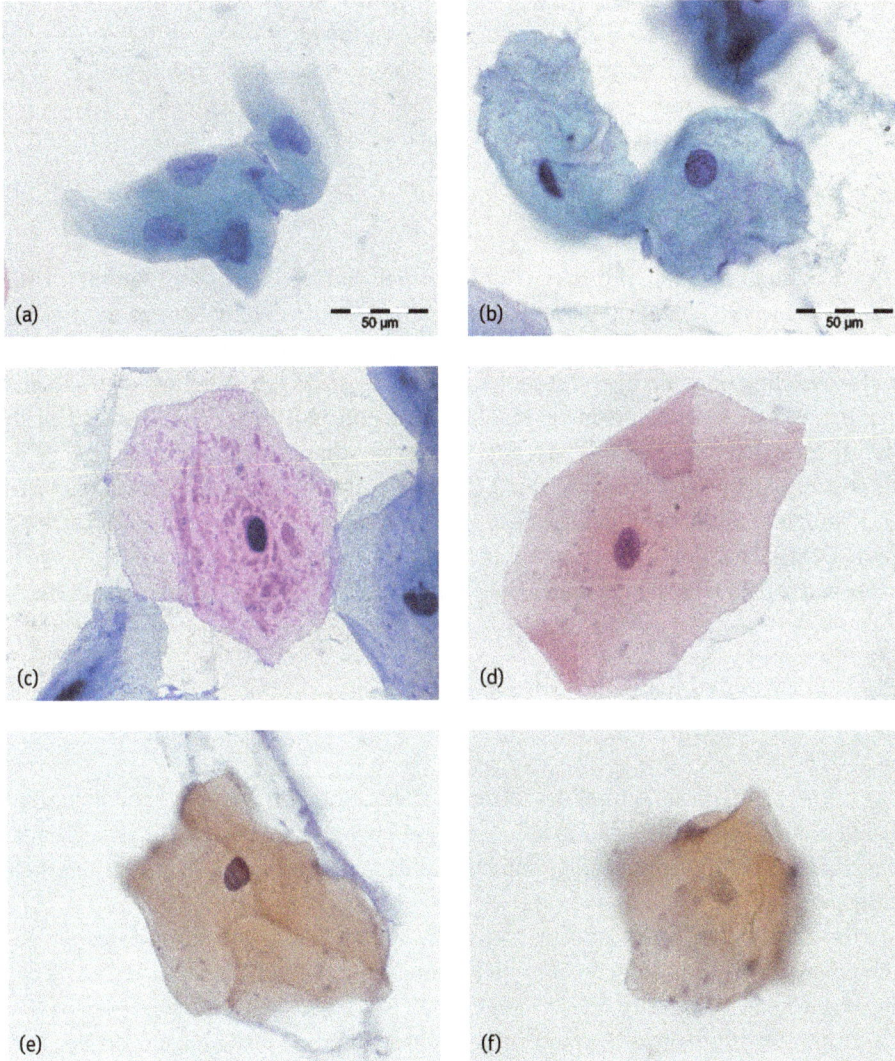

Abb. 3.9: Parabasalzellen (a) und Intermediärzellen der tiefen Epithelschicht (b), Intermediärzellen der mittleren Epithelschicht (c, d) aus der Wangenschleimhaut. Superfizialzellen der oberflächlichen Epithelschicht (e, f) aus der Wangenschleimhaut.

Die ca. 10 μm großen Basalzellen sind ovoid und im zytologischen Ausstrich selten zu sehen. Die rasch abwandernden Parabasalzellen (Abb. 3.9a) werden schnell größer und polygonal zu Intermediärzellen (Abb. 3.9b–d). Das Zytoplasma wird basophil-dunkel. Im oberen Stratum filamentosum flachen sie stark ab und erreichen als sehr dünne, lang gestreckte Superfizialzellen das Stratum distendum (Abb. 3.9e,f). Die Wangenschleimhaut ist hier relativ dick.

Im Epithel entstehen membranverkleidende Granula, die nicht lamelliert sind. Hier entsteht eine Diffusionsbarriere.

Die Erneuerungsrate des Wangenepithels beträgt 10 bis 14 Tage und die Durchlaufzeit einer Zelle von basal bis zur Oberfläche etwa 5 bis 6 Tage.

Die Wagenschleimhaut enthält inaktive Melanozyten, dendritische Zellen, Merkel-Zellen und Lymphozyten.

3.6 Gaumenschleimhaut

Der Gaumen gliedert sich in harten und weichen Gaumen. Der harte Gaumen wird von den Processus palatini der Maxillen und den Laminae horizontales der beiden Ossa palatinae gestützt. Auf der Höhe der Tubera alveolaria geht der harte Gaumen in den weichen Gaumen über. Dieser hängt vom dorsalen Rand des harten Gaumens herab (Gaumensegel), bildet in der Median- Ebene die Uvula und läuft beidseits nach lateral-kaudal in die Gaumenbögen aus. Der weiche Gaumen hat eine sehnig-muskuläre Grundplatte, bestehend aus dem M. levator veli palatini, M. tensor veli palatini, M. palatoglossus, M. palatopharyngeus und M. uvulae, ist beweglich und hat eine glatte Oberfläche. Die Oberfläche des harten Gaumens ist anterior transversal gewellt in Form der Rugae palatini und erscheint blass rosa. Der weiche Gaumen ist dunkler rosa.

3.6.1 Harter Gaumen

Das etwa 310 μm dicke Epithel des harten Gaumens besteht aus vier Schichten. Das Stratum basale und das Stratum spinosum sind wie das der oralen Gingiva gebaut. Das Stratum granulosum besteht aus nur wenigen Zelllagen, ist aber stets deutlich ausgeprägt.

Das Stratum corneum ist sehr homogen, einheitlich aufgebaut und das am regelmäßigsten gebaute, gleichmäßig dicke und kernfreie, orthokeratinisierte Epithel der Mundhöhle (Abb. 3.10)

Das 14 bis 15 μm dicke Stratum corneum besteht aus 11 bis 12 Lagen von Korneozyten, die etwa 1,3 μm dick sind und einen Durchmesser von 43 bis 44 μm haben. Die Zellgröße bleibt mit zunehmendem Alter der Menschen konstant. Etwa 70 bis 80 % aller Korneozyten weisen das orale Keratinmuster auf. In den homogenen Massen

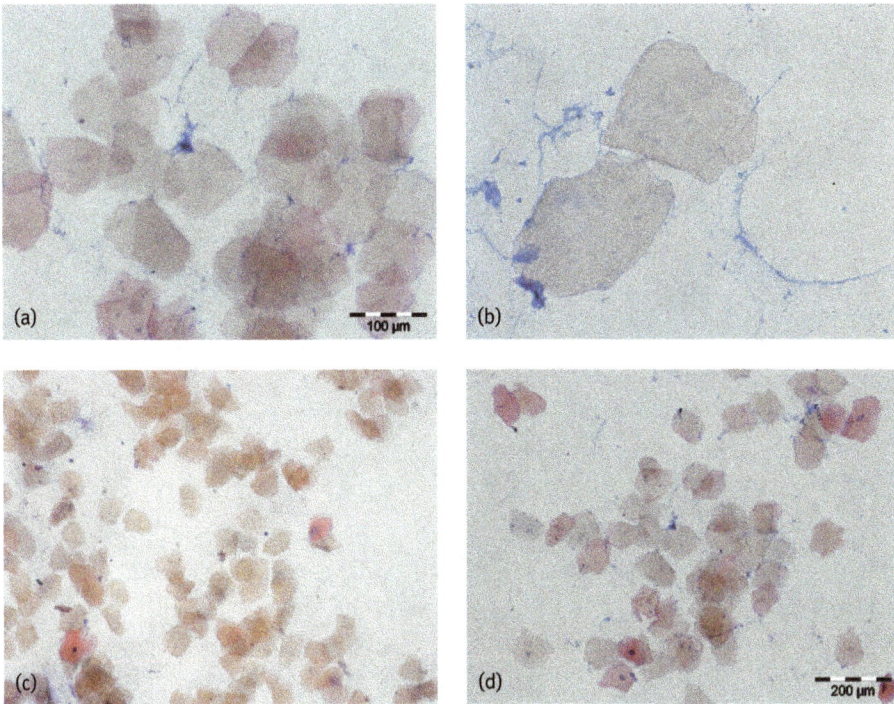

Abb. 3.10: Flach ausgebreitete Korneozyten des harten Gaumens (a–d).

fehlen die Filamentprofile, unabhängig von der An- oder Abwesenheit eines pyknotischen Kernes [5]. Das Gaumenepithel bildet mindestens sechs verschiedene Keratinproteine [6].

Das Epithel des harten Gaumens enthält weiterhin inaktive Melanozyten, dendritische Zellen [7], Merkel-Zellen und kleine Lymphozyten.

Bei Prothesenträgern bestehen Unterschiede im Aufbau und in Dicke des Gaumenepithels. Das Epithel insbesondere im Stratum granulosum ist abgeflacht [8]. Durch die Vollprothese kann es zu Stauungen in den kleinen Drüsen und zu Abflussbehinderungen kommen. Das Epithel reift nicht bis zur Hornschicht aus. Im zytologischen Ausstrich sind die sonst typischen Korneozyten nicht nachweisbar (Abb. 3.11).

Äußerlich kaum erkennbar geht das Epithel vom harten Gaumen in das des weichen Gaumens über.

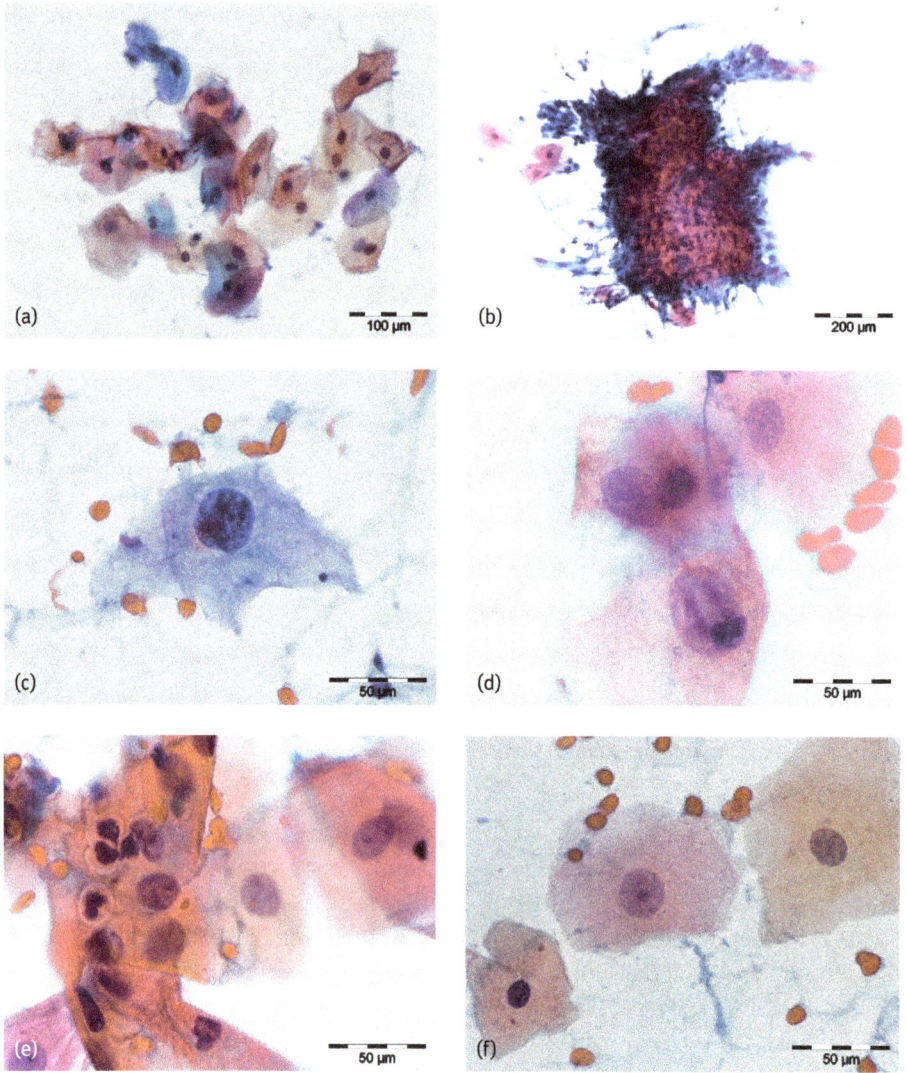

Abb. 3.11: Unterschiedlich ausgereifte Plattenepithelien des harten Gaumens bei Vollprothesenträger (a–f). Nach Absetzen der Prothese kommt es zu einer Regeneration des Epithels nicht nur im Stratum basale, sondern auch im Stratum spinosum.

3.6.2 Weicher Gaumen

Das Epithel des weichen Gaumens ist etwa gleich dick wie das des harten Gaumens, besteht aber aus drei Schichten, dem Stratum basale, Stratum filamentosum und Stratum distendum. Es ist ähnlich im Aufbau der Wangenschleimhaut (Abb. 3.12).

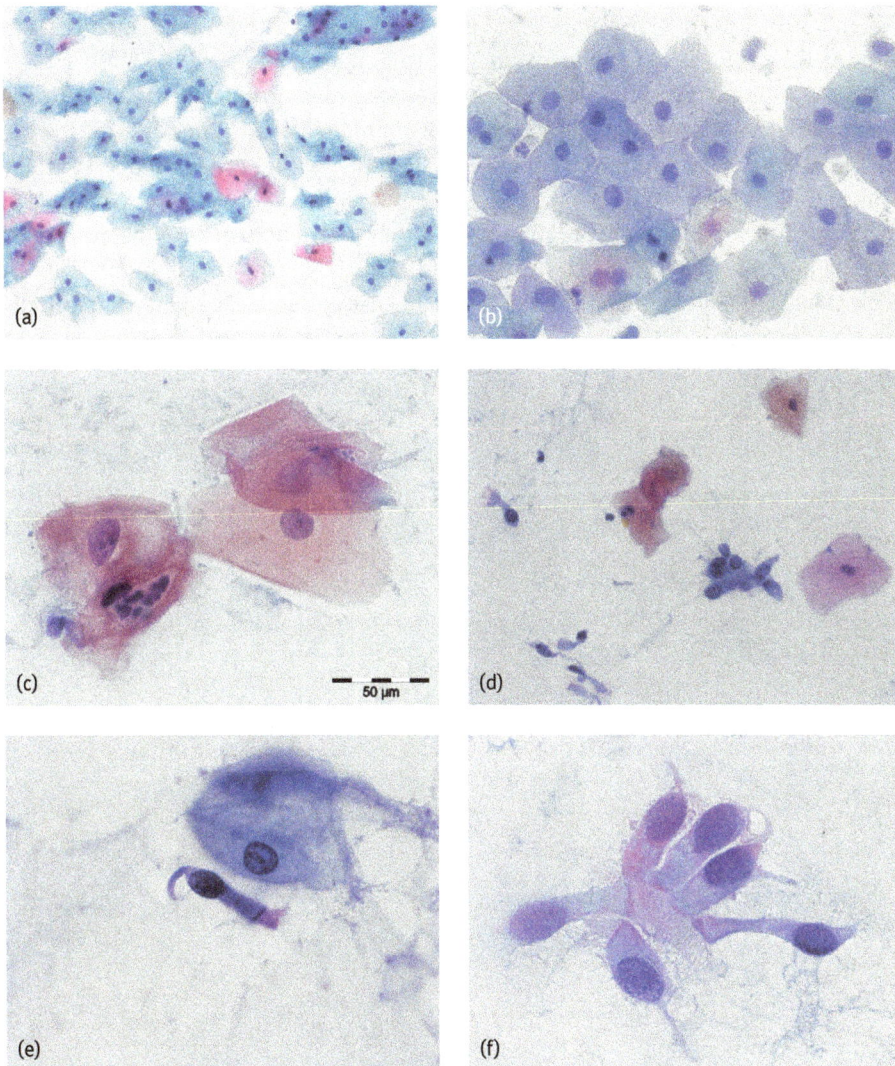

Abb. 3.12: Flach ausgebreitete regelrechte Superfizialzellen (a, b) und unauffällige Intermediärzellen (c) vom weichen Gaumen. Normalerweise ist am weichen Gaumen keine Verhornung. Gelegentlich kommen normale Flimmerepithelien (d–f) aus dem nasalen Anteil des weichen Gaumens vor. Die nasale Seite des weichen Gaumens hat an der Oberfläche respiratorisches Epithel [9].

Das Epithel der Uvula (Zäpfchen) wird vom Stratum basale, dem Stratum spinosum und dem Stratum granulosum gebildet. Auch hier gibt es normalerweise keine Verhornung.

3.7 Mundbodenschleimhaut

Das mit etwa 190 µm sehr dünne Epithel des Mundbodens hat drei Schichten, das Stratum basale, Stratum filamentosum und Stratum distendum.

Die aus dem Stratum basale abwandernden Intermediärzellen differenzieren sich rasch im Stratum filamentosum, flachen sich ab und bilden als Superfizialzellen ein breites Stratum distendum. Normalerweise sind hier keine Korneozyten vorhanden (Abb. 3.13).

Weiterhin befinden sich hier viele dendritische Zellen und an der subepithelialen Lamina propria zahlreiche Lymphozyten und Monozyten. Durch die dünne Epithelschicht werden Medikamente leichter und schnell resorbiert. Bei operativen Eingriffen sind die darunter liegenden Gefäße und Nerven verletzungsgefährdet.

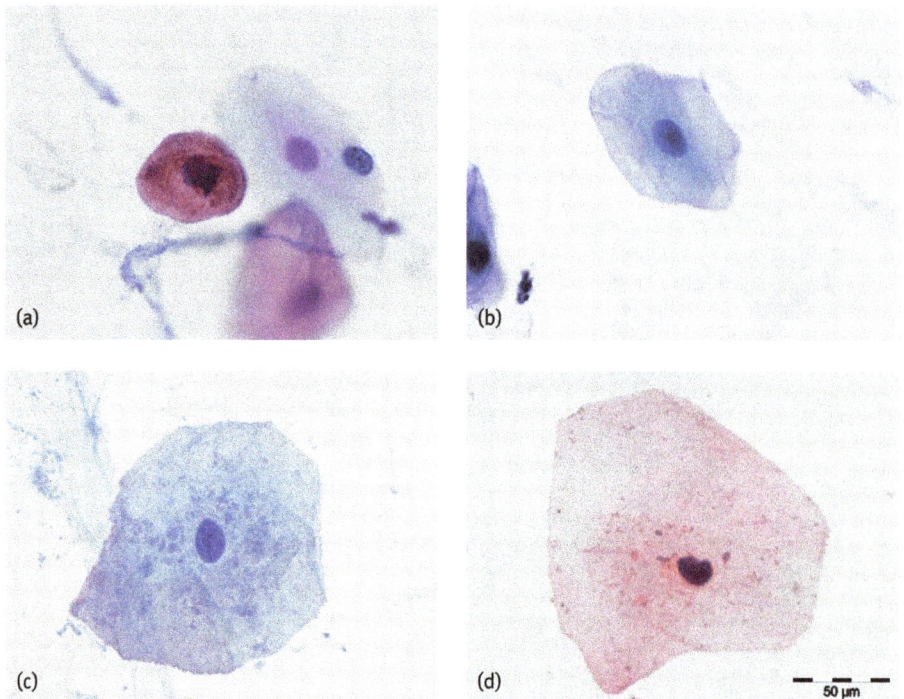

Abb. 3.13: Regelrechte Parabasalzelle (a), normale Intermediärzelle der tieferen Schicht (b) und der oberen Schicht (c) sowie unauffällige Superfizialzelle (d) von der Mundbodenschleimhaut.

3.8 Zungenschleimhaut

3.8.1 Zungenepithel dorsal

Die dorsale Zungenseite wird in einen großen anterioren und einen kleineren posterioren Anteil untergliedert. Das dorsale Epithel von Apex und Corpus linguae wird durch den Sulcus medianus in zwei gleichgroße Hälften geteilt. Das Epithel von Apex und Corpus linguae besteht aus verschiedenen Papillen und Geschmacksknospen. Das Epithel der dorsalen Zungenschleimhaut ist eine spezialisierte Schleimhaut mit Tast-, Temperatur- und Geschmacksempfindungen. Die Schleimhaut der Zungenwurzel enthält lymphatisches Gewebe. Die Oberfläche wird durch die Tonsilla lingualis oval gewölbt. Beide Schleimhautabschnitte sind teilweise von Drüsengewebe (kleinen Speicheldrüsen) unterlagert.

Die oberflächliche Schleimhautschicht bildet den Papillarkörper. Er besteht aus von Epithel überzogenen pilzförmigen Papillae fungiformes, wallartigen Papillae vallatae, fadenförmigen Papillae filiformes, blattförmigen Papillae foliatae. Die pilzförmigen und wallartigen Papillen sind bereits bei der Geburt gut ausgebildet. Die fadenförmigen Papillen entwickeln sich postnatal.

Fadenförmige Papillen

Die fadenförmigen Papillae filiformes bestehen aus ovalen Grund- oder Papillenstöcken, den Primärpapillen. Eine Primärpapille ist etwa 300 µm breit, 500 µm lang und 500 µm hoch und gleicht einem Krater mit einem muldenförmigen zentralen Kraterboden (Abb. 3.14).

Der sich emporwölbende Rand bildet fingerförmige Fortsätze, die Sekundärpapillen. Eine Primärpapille trägt etwa 10 bis 30 Sekundärpapillen. Auf einer Fläche von 1 cm² befinden sind etwa 400 bis 500 Sekundärpapillen. Das Epithel der Sekundärpapillen und die Kratermulden sind orthokeratinisiert. (Abb. 3.14 und Abb. 5.5).

Das Stratum basale besteht aus zylinderförmigen Zellen. Das Stratum spinosum bildet in konzentrischen Schalen angeordnete Zellschichten um die einzelnen Sekundärpapillen und den Papillenstock. Im Stratum corneum kommt es zur Orthokeratose und die Papillenspitzen enden in Form von Hornnadeln (Abb. 5.5).

An der Zungenspitze beträgt die Dicke des Epithels 800 bis 900 µm, in der Zungenmitte etwa 600 bis 700 µm und am Zungengrund 200 bis 300 µm. Infolge natürlicher Altersatrophie nimmt die Epitheldicke mit zunehmendem Alter ab.

Pilzförmige Papillen

Die Papillae fungiformes sind lose zwischen den Papillae filiformes gelagert und zahlenmäßig weniger. Sie sind als hellrote rund Punkte sichtbar. Diese bestehen aus einer bis zu 1 mm langen, 0,5 bis 0,8 mm breiten, rundlich-ovalen, kegelförmigen Primärpapille, welche unter einer breit ausladenden, kuppel- oder zapfenförmigen Oberfläche

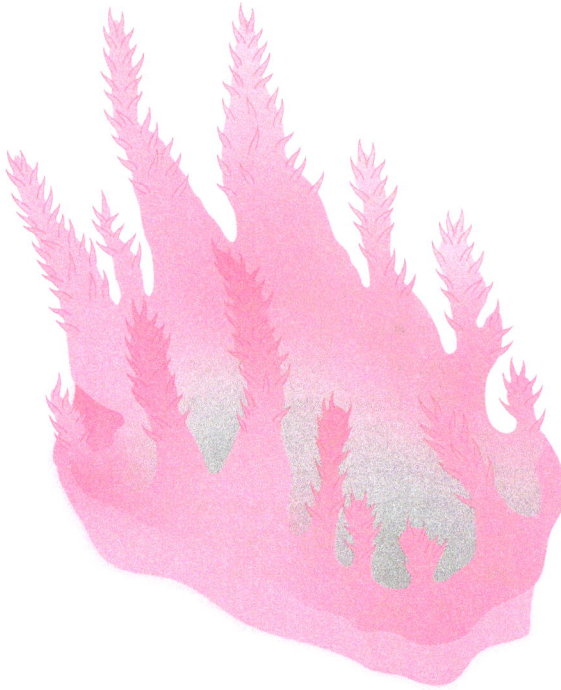

Abb. 3.14: Kraterförmige Primärpapille der Papillae filiformes mit mehreren am Rand aufragenden zapfenförmigen Sekundärpapillen.

nur sehr wenige, kurze Sekundärpapillen hat. Primär- und Sekundärpapillen werden von keratinisierten Epithel bedeckt. Der Papillenstamm und die peripapillären Falten bestehen aus nicht keratinisiertem Epithel. Das keratinisierte Epithel enthält die Geschmacksknospen für salzig und süß. Die Dichte der Geschmacksknospen bei den Papillae fungiformes ist je nach Alter und Geschlecht des Menschen unterschiedlich.

Blattförmige Papillen

Die 8 bis 15 Papillae foliatae sind beidseitig am hinteren Rand des Zungenkörpers im Übergang zum Arcus palatoglossus gelegen. Sie sind wenig deutlich ausgeprägte, getrennte parallel zueinander angeordnete Schleimhautfalten. Die Papillen und Bindegewebswälle sind von para- und orthokeratinisiertem Epithel bedeckt, das im Erwachsenenalter keine Geschmacksknospen mehr enthält. Am Grund der epithelialen Einfaltungen münden die Ausführungsgänge kleiner seröser Drüsen.

Wallartige Papillen

Die Papillae vallatae sind etwa 1 mm hoch mit einem Durchmesser von etwa 2 bis 3 mm. Am vorderen Rand des Sulcus terminalis befinden sich etwa 8 bis 10 Papillen. Auf der Zungenoberfläche stellen sich runde Areale dar, die von tiefen, grabenförmigen epithelialen Einsenkungen umgeben sind. Breite Primärpapillen weisen unter der glatten, plattgeformten Oberfläche zahlreiche, sehr kurze Sekundärpapillen mit orthokeratinisiertem Epithel und Geschmacksknospen auf, die die Empfindung bitter vermitteln. Im Grund der epithelialen Einfaltung münden die Ebnerschen Spüldrüsen mit Myoepithelzellen an den Ausführungsgängen [10].

Geschmacksknospen

Die Zellen der Geschmacksknospen sind epithelialen Ursprungs und differenzieren sich aus Zellen des Zungenepithels. Es gibt Geschmacksknospen mit dunklen Zellen, Typ I, hellen Zellen, Typ II und intermediären Zellen, Typ III.

Die Geschmacksknospen sind kugelige Organe von etwa 30 bis 80 μm Durchmesser und bestehen aus etwa 30 bis 100 Zellen. Alle Zellen haben ihre Basis an der Epithel-Bindegewebs-Grenzfläche, sind schlank, haben spindelförmige Gestalt und reichen bis an oder in die Porenöffnung. Die Zellen der Geschmacksknospen werden ständig erneuert, wobei die dunklen Zellen schneller, die hellen Zellen langsamer ersetzt werden.

3.8.2 Zungenepithel ventral

Das Epithel der Zungenunterseite ist wie das Epithel des Mundbodens sehr dünn und besteht aus drei Schichten, dem Stratum basale, Stratum filamentosum und Stratum distendum. Das Epithel der Ventralseite ist papillenfrei, dünn, hat kein Stratum corneum und enthält viele dendritische Zellen. Die Lamina propria ist breiter als die des Zungenrückens. Die Schleimhaut hat keine Submucosa.

Die aus dem Stratum basale abwandernden Intermediärzellen reifen schnell im Stratum filamentosum und flachen sich zu Superfizialzellen ab. Sie bilden ein breites Stratum distendum. Normalerweise sind Korneozyten hier nicht anzutreffen.

3.9 Rachenschleimhaut

Der dorsal von der Mund- und Nasenhöhle gelegene Raum, der sich ca. 12 bis 15 cm lang als fibromuskulärer Schlauch von der Schädelbasis bis zum Oesophagus und die Trachea erstreckt, ist der Pharynx. Er wird in Nasopharynx, Oropharynx und Hypopharynx unterteilt.

3.9.1 Nasopharynxepithel

Der Nasopharynx wird in Regio respiratoria mit dem Flimmerepithel und in Regio olfactoria mit der Riechschleimhaut unterschieden.

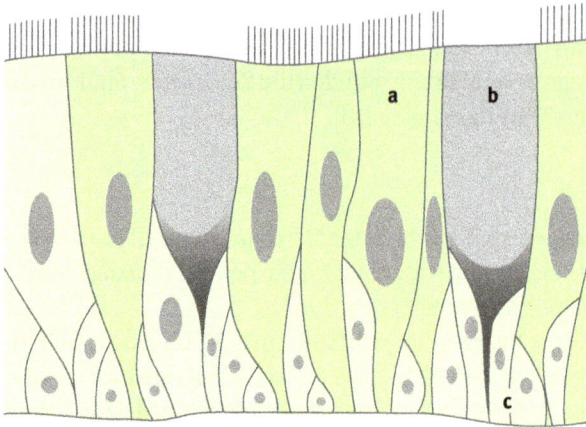

Abb. 3.15: Respiratorische Nasenschleimhaut mit länglichen, hochprismatischen zylindrischen Flimmerepithelzellen (a), Becherzellen (b) mit durch zentrale Sekretvakuolen bedingte kelchähnliche Kernstrukturen und runden bis polygonalen Basalzellen (c), die in der unteren Epithelschicht liegen und die Regenerationszone des Epithels bilden.

Die respiratorische Nasenschleimhaut besteht aus einreihigem zylindrischem Flimmerepithel und Becherzellen. Eine Flimmerepithelzelle kann 50 bis 300 feine Zilien tragen, die in die Schleimschicht ragen und etwa 450 bis 900 Mal pro Minute schlagen. Mit dem dadurch bewegten Schleim werden aus der Atemluft abgefangene Partikel abtransportiert. Die zylindrischen Zellen haben basalständige Kerne und stehen mit der Basalmembran in Verbindung (Abb. 3.12d–f). Die Becherzellen sind länglich und teilweise oval bis rund, mit einem peitschenartigen Ansatz an der Basalmembran (Abb. 3.15).

Der vollständige Austausch der alten Schleimhaut gegen die Neue dauert im gesunden Zustand nur 20 Minuten.

Die Regio olfactoria, die Riechschleimhaut besteht aus etwa 30 Millionen Riechzellen, die sich aus den Basalzellen bilden, nach ca. 60 Tagen absterben und dann durch neue Zellen ersetzt werden müssen.

Das Riechepithel besteht aus einer Schicht Stützzellen, zwischen denen sog. Riechzellen liegen. Diese sind bzw. haben primäre Neuronen, deren Nervenzellfortsätze (Axone) in der Submucosa gebündelt werden. Die Fortsätze der Riechzellen schwimmen in einer Schleimschicht, welche von den Bowman'schen Drüsen gebildet wird. Unterhalb der Stützzellen befinden sich die Basalzellen, das Stammreservoir der Riechzellen.

3.9.2 Oropharynx- und Hypopharynxepithel

Der Oropharynx (Mesopharynx, Mundrachen) und der Hypopharynx haben im Bereich der Pars oralis eine offene Verbindung zur Mundhöhle. Sie wird von der Uvula und den Bogensegeln des weichen Gaumens begrenzt. Der Oropharynx und der Hypopharynx werden aus vier Epithelschichten aufgebaut.

3.10 Lymphoepitheliale Organe und Gewebe

Das lymphatische Gewebe und die Tonsillen befinden sich am Übergang der Nasen- und Mundhöhle in den Pharynx.

3.10.1 Tonsilla lingualis

Die Tonsilla lingualis besteht beim Erwachsenen aus bis zu 100 lymphatischen Einheiten (Bälge), die über die Oberfläche der gesamten Zungenwurzel verteilt und als flache Erhebungen sichtbar sind [11,12]. Die einzelnen 1 bis 5 mm großen Einheiten liegen dicht beieinander. Jede Einheit besteht aus einer zentralen Krypte, deren epitheliale Wand von lymphatischem Gewebe umgeben ist. Die Krypten können gang- oder schlitzförmig sein. Mehrere Krypten können von einer Schleimhautfalte ausgehen. In der Tiefe kann sich das Kryptenlumen kavernenartig ausdehnen. Eine dünne bindegewebige Kapsel hält das lymphatische Gewebe zusammen.

In der Lamina submucosa der Zungenwurzel sind muköse Schleimdrüsen eingelagert, deren Ausführungsgänge außerhalb der Krypten an der Schleimhautoberfläche oder in der tiefe der Krypten münden.

3.10.2 Tonsillae palatinae

Die Tonsillae palatinae liegen beiderseits lateral der Zungenwurzel zwischen den Gaumenbögen. Die einzelne Gaumenmandel ist durchschnittlich 2,5 cm lang und 1,3 cm breit, eiförmig und besteht aus einem baumastartig verzweigten Kryptensystem, lymphatischem Gewebe und einer derben, gut abgrenzbaren bindegewebigen Kapsel, die septenartig in das lymphatische Gewebe zwischen den Kryptengängen einstrahlt.

Das Epithel zwischen den Gaumenbögen besteht aus 3 Schichten, dem Stratum basale, Stratum filamentosum und Stratum distendum. Es weist zahlreiche Tonsillarspalten (Primärkrypten) aus, die sich vielfach aufgabeln. In den Krypten liegen abgeschilferte Epithelien, Zelltrümmer, Speisereste, Leukozyten und Bakterien. Die Ausführungsgänge der peritonsillär gelegenen Schleimdrüsen enden nicht am Kryptenboden, sondern an der Oberfläche der peritonsillären Schleimhaut.

3.10.3 Tonsilla pharyngea

Die Tonsilla pharyngea liegt am Dach des Pharynx hinter den Choanen kranial des weichen Gaumens und kaudal der Keilbeinhöhle.

3.11 Große Speicheldrüsen und Schleimdrüsen

3.11.1 Glandula parotis, Glandula submandibularis, Glandula sublingualis

Die Exfoliativzytologie hat für die Diagnostik bei den großen Speicheldrüsen erst Bedeutung, wenn die Entzündungsprozesse und/oder Tumore durch das Epithel in die Mundhöhle einbrechen. Sie signalisiert dem ambulant tätigen Arzt, dass diese Veränderung ein fortgeschrittener Prozess sein kann und für eine ambulante Operation nicht geeignet ist.

Im interstitiellen Bereich der großen Speicheldrüsen, in deren Nachbarschaft und innerhalb von Schleimdrüsen der Lippen-, Wangen- und Gaumenschleimhaut liegen zahlreiche Lymphozyten und Plasmazellen.

3.11.2 Kleine Schleimdrüsen

Seröse Drüsen (Ebnersche Spüldrüsen) im Bereich der Papillae vallatae der Zunge haben Einbuchtungen in der Tiefe des die Papillae vallatae umgebenden Walls, in deren Umgebung die Geschmacksknospen der Zunge enden. Sie verdünnen den mukösen Schleim der kleinen Schleimdrüsen und halten die Poren der Geschmacksknospen frei.

Ähnlich verhalten sich die serösen Drüsen (Baumannschen Schleimdrüsen) in der Nasenschleimhaut.

3.12 Interzellularraum (Interzellularinhalt)

Zwischen den Epithelzellen besteht ein sehr schmaler Interzellularraum. Die einzelnen Zellen sind mit Desmosomen und Gap junctions miteinander verknüpft.

Literatur

[1] Messerklinger W. Über die Drainage der menschlichen Nasennebenhöhlen unter normalen und pathologischen Bedingungen. 2. Mitteilung. Mschr Ohrenheilk. 1967;101:313–326.
[2] Carlstedt I. Epithelial mucins – large proteins and a bunch of post-translational. Trefoils and Mucins: Keble College, Oxford, UK, Int J Exp Pathol. 2002;83:A1–A23.
[3] Lange DE. Zellphysiologie und Funktion des menschlichen Gingivaepithels. Hanser, München, 1972.
[4] Lange D, Schroeder HE. Cytochemisty and ultrastructure of gingival sulcus cells. Helv Odont Acta. 1971;15(6):65–86.
[5] Landay MA, Schroeder HE. Differentiation in normal human buccal mucosa epitheium. J Anat. 1979:128:31–51.

[6]   Clausen H, Vedtofte P, Moe D, Dabelsteen E. Keratin pattern in human oral buccal and hard palate mucosa. Scand J dent Res. 1983;91:411–413.

[7]   Daniels TE. Human mucosal Langerhans cells: postmortem identification of regional variations in oral mucosa. J invest Dermatol. 1984;82:21–24.

[8]   van Mens PR, Pinkse-Veen MJ, James J. Histological differences in the epithelium of denture-bearing and non-denture-bearing human palatal mucosa. Arch Oral Biol. 1975;20:23–27.

[9]   Cleaton-Jones P. Normal histology of the human soft palate. J Biol Buccale. 1975;3:265–276.

[10] Testa Riva F, Cossu M, Lantini MS, Riva A. Fine structure of human deep posterior lingual glands. J Anat. 1985;142:103–115.

[11] Hellmann T. Der lymphatische Rachenring. In v. Möllendorf W. Handbuch der Mikroskopischen Anatomie des Menschen. Bd. V. 245–289, Springer. Berlin 1927.

[12] Nair PNR, Rossinsky K. Crypt architecture of tonsilla lingualis in the monkey, Macaca fasicularis. A correlated light- and scanning electron-microscopic study. Cell Tiss Res. 1984;237:619–627.

4 Nichtmaligne oralzytologische Veränderungen der Mund-, Nasen- und Rachenschleimhaut, verursacht durch Mikroorganismen, Viren und Protozoen

4.1 Entzündungen der Mund-Nasen-Rachenschleimhaut

Der Mund-Nasen-Rachenraum wird von zahlreichen, teilweise physiologisch normalen Mikroorganismen besiedelt. In der Mundschleimhaut wird die Mundflora nachweislich von mehr als 700 Arten oder Phylotypen von Mikroorganismen wie Bakterien und Hefepilze gebildet [1].

4.1.1 Veränderungen durch Bakterien

Entzündungen treten in Form von Gingivitis, Stomatitis, Pharyngitis oder Rhinitis auf und sind in der ärztlichen Praxis ein häufiges Krankheitsbild. Meist sind die Ursachen lokal durch eine gestörte Mikroflora zu erklären, wobei eine unzureichende Mundhygiene mit Plaqueablagerungen der wichtigste und am häufigsten anzutreffende Kausalfaktor ist.

Eine zuverlässige Erregerdiagnose ist im nach Papanicolaou angefärbten Ausstrich nicht möglich und nicht Aufgabe für den Zytologen. Fehlende mundhygienische Maßnahmen können zu akuter Gingivitis und langfristig zu einer chronischen Gingivitis führen. Die Übergänge zur marginalen Parodontitis sind fließend.

Zytologisch besteht das Bild einer akuten Entzündung mit vielen Granulozyten, Zelldetritus und Plattenepithelien mit leicht vergrößerten, entzündlich aktivierten Zellkernen.

Kokken

Häufige Ursache für die Entzündung sind Streptokokken und Staphylokokken [2]. Weitere Einzelheiten sollen hier nicht ausgeführt werden und sind der Mikrobiologie vorbehalten [3] (Abb. 4.1).

Einige Bakterienarten wie Simonsiella, Actinomyces und Treponema pallidum haben typische Wuchsformen, die im zytologischen Ausstrich auffallen.

Simonsiella

Simonsiella sind aerobe gram-negative segmentierte multizelluläre Bakterien, die in der Mundhöhle von erosiven Lichen planus und auf der gesunden Mundschleimhaut gefunden werden (Abb. 4.2).

https://doi.org/10.1515/9783110642445-004

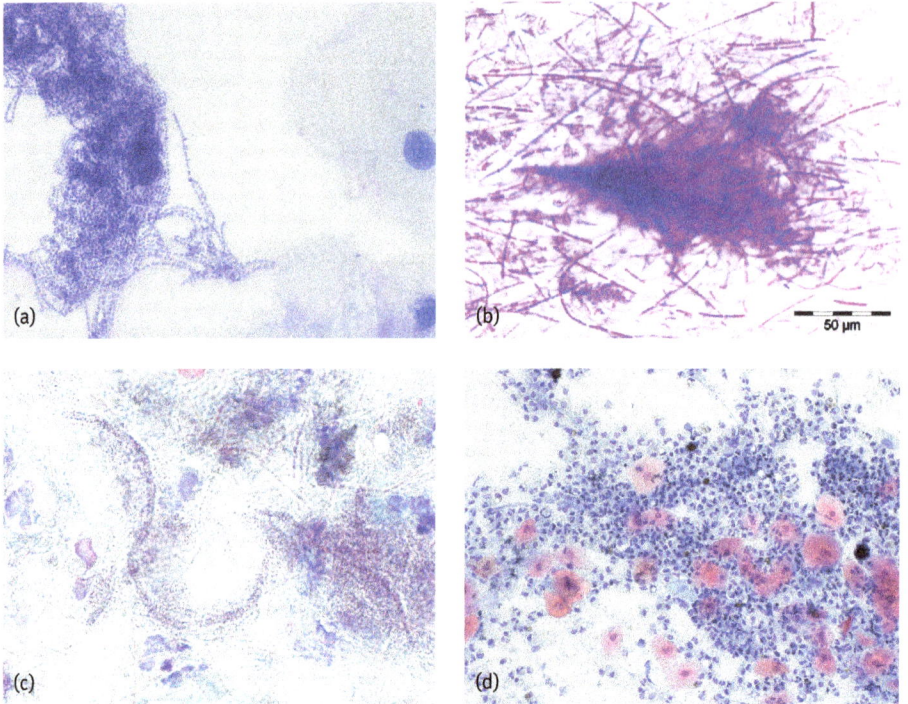

Abb. 4.1: Kokkenförmige (a) und stäbchenförmige (b) Bakterien im Ausstrich. Bakterielle Mischflora (c). Entzündliches Zellbild (d) mit Granulozyten und Plattenepithelien mit entzündlich aktivierten Zellkernen.

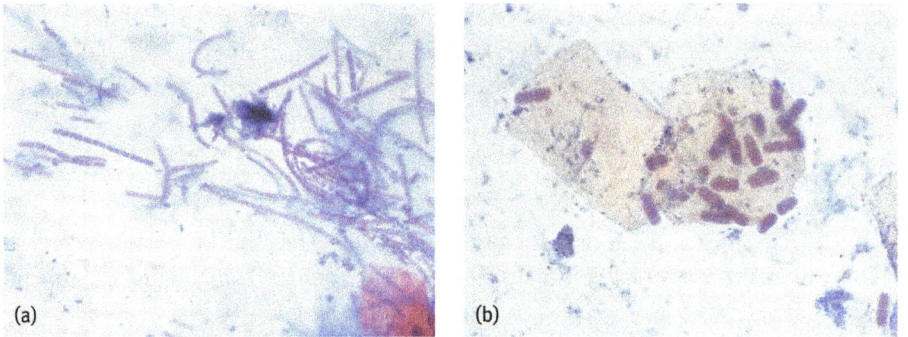

Abb. 4.2: Simonsiella im Abstrich vom harten Gaumen (a, b).

Aktinomykose

Die Erreger der menschlichen Aktinomykose sind regelmäßig in der Mundhöhle gesunder Erwachsener anzutreffen. Sie sind grampositive Saprophyten von fakultativer Pathogenität. Unter anaeroben Bedingungen entwickeln diese Erreger parasitäre

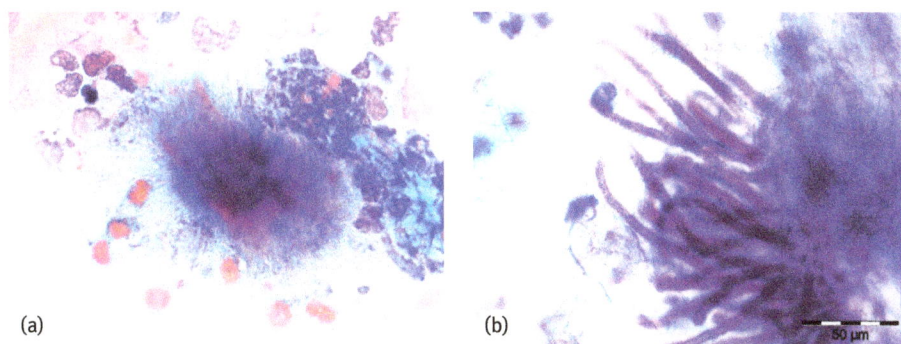

(a) (b)

Abb. 4.3: Aktinomyzesdruse mit umgebenden Entzündungszellen (a). Randgebiet einer Aktinomyzesdruse (b).

Eigenschaften. Hauptsächlich pyogene Entzündungsprozesse, aktinomykotische Mischinfektionen, aber auch Traumata wie Zahnextraktionen, Weichteilverletzungen und Kieferfrakturen können das Einwandern der Erreger in Gewebsschichten mit anaerobem Milieu ermöglichen.

Im zytologischen Ausstrich bilden die Bakterien dunkelblaue bis schwarze amorphe Gebilde (Drusen) mit sehr dunklem Zentrum, das sich gegen den unregelmäßigen Rand hin aufhellt (Abb. 4.3).

Die wegen ihrer teils mycelartigen Wuchsformen historisch als „Strahlenpilz" bezeichneten Drusenbildungen bestehen aus geraden oder leicht gebogenen, kurzen oder längeren, 0,1 bis 0,2 μm dicken Fäden mit echten Verzweigungen (Abb. 4.3). In der Umgebung liegen oft Ansammlungen von Granulozyten.

Treponema pallidum

Oraler syphilitischer Primäraffekt: Etwa 10 % der syphilitischen Primäraffekte haben extragenitale Lokalisation. Davon tritt die Hälfte dieser Fälle häufig im Bereich der Lippen und selten in der Mundschleimhaut auf. Im Lippenbereich und im Mundwinkel finden sich meist zum Zeitpunkt der Untersuchung eine bereits nässende Erosion (Erosionsschanker) oder ein rundes bis ovales, nicht schmerzhaftes, schüsselförmiges Ulkus mit einer lackartigen Oberfläche und einem schinkenfarbenem, mitunter auch schmierig belegtem Grund [4,5].

Im vorliegenden Falle kommt der Abstrich von einem 22 Jahre alten Mann mit einer seit kurzer Zeit bestehenden nässenden Erosion am linken Mundwinkel.

Zytologisch zeigen sich ein reaktiv-entzündliches Zellbild mit vielen Erythrozyten, sehr reichlich Lymphozyten, einzelne Plasmazellen und amorphe Substanzen (Abb. 4.4). Weiterhin finden sich einzelne mehrkernige Riesenzellen und vereinzelt zarte faden- und schraubenförmige ca. 5 bis 15 μm große Bakterien (Abb. 4.5).

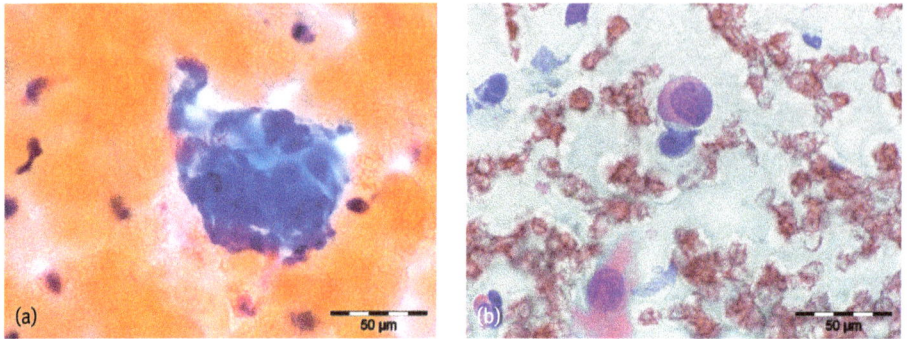

Abb. 4.4: Mehrkernige Riesenzelle im sehr blutreichen Ausstrich (a). Amorphe Substanzen und eine Plasmazelle (b) in einer Bürstenbiopsie vom Mundwinkel.

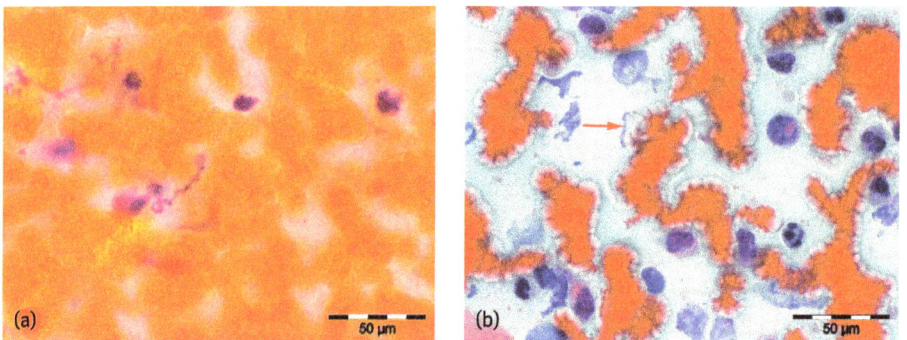

Abb. 4.5: Fadenförmige und schraubenartige Treponema pallidum (Pfeil) bei blutigem Präparatehintergrund.

Eine zuverlässige Erregerdiagnose ist im nach Papanicolaou gefärbten Abstrich nicht möglich. Das Vorliegen einer besonderen Entzündung sollte auffallen und die weitere Abklärung durch den behandelnden Arzt angeraten werden.

Eine Problemzone bleibt der Mundwinkel durch die besonderen anatomischen Gegebenheiten und die physiologische Bedingung. Wichtig bleibt zytologisch das Abgrenzen von reaktiv-entzündlich bedingten Mundwinkelrhagaden, hervorgerufen durch bakterielle Infekte wie Streptokokken, Staphylokokken, Syphilis (Abb. 4.5), aber auch Mykosen oder Virusinfekten gegenüber prämalignen (Abb. 6.1) und malignen Veränderungen (Abb. 6.7).

Auch Pilze, Viren und weniger häufig Protozoen lösen Entzündungen aus.

4.1.2 Mykosen

Der mikroskopische Nachweis im zytologischen Präparat

Die einfachste Methode einer Pilzdarstellung ist das direkte Abstrichpräparat von der auffälligen Schleimhautregion. Unter dem Lichtmikroskop erscheinen die Pilzelemente hyalin. Für Proben von der Schleimhaut eignet sich die Gramfärbung. Die grampositiv gefärbten Pilze sind gut und teils sehr kontrastreich vom Hintergrund abzugrenzen. Eine günstige und schnelle Methode ist die Methylenblau-Färbung. Sie ist zum Pilznachweis in Haut- und Schleimhautproben geeignet. Die Pilze färben sich kräftig tiefblau an. Hintergrundelemente wie Zelltrümmer färben sich ebenfalls an und bei sehr geringer Keimzahl kann der Pilznachweis schwierig sein.

In der oralzytologischen Routinediagnostik wird die Papanicolaou-Färbung genutzt, mit der sich die meisten Pilzspezies nur sehr blass eosinophil anfärben lassen. Bei ganz wenigen Pilzanteilen können diese leicht übersehen werden. In der Praxis hat sich die PAS-Färbung (Perjodsäure-Schiffs-Färbung) durchgesetzt. Mit ihr werden die sauren Mukopolysaccharide, ein Bestandteil der Zellwände vieler Pilze leuchtend rot angefärbt. Gut zur Pilzdarstellung eignen sich auch die Grocott-Färbung, eine Versilberungstechnik. Die Zellwände der Pilze färben sich dabei in verschiedene Braunschwarztöne ein.

Zum Nachweis einer Pilzinfektion sollte mindestens eine der beiden zuletzt genannten Färbungen durchgeführt werden.

Morphologische Aspekte sind bei einigen Pilzarten sehr typisch, so die Verzweigung der septierten Hyphen von Aspergillus fumigatus im 45°-Winkel oder die wenig septierten Hyphen mit den 90°-Verzweigungen bei der Mukormykose, wodurch eine Diagnose mikroskopisch gestellt werden kann. Die Mukorarten lassen sich in der mykologischen Kultur nicht nachweisen. Hier bekommt die zytologisch-mikroskopische Diagnostik eine zentrale Bedeutung [6].

Nachweis von Krankheitserregern im zytologischen Ausstrich

Aspergillus bildet 7 bis 10 µm breite, septierte Hyphen, die in großen Kolonien radiär angeordnet sind und sich im Winkel von ca. 45° teilen. In der PAS- und Grocott-Färbung stellt sich Aspergillus gut dar.

Die Aspergillose ist eine exotische Schimmelpilzerkrankung, meist durch Aspergillus fumigatus hervorgerufen, die sich durch pathogene Besiedelung der Mundhöhle ausbreitet.

Candida albicans

Candida albicans (Soor) wird bei vielen Menschen als harmloser Saprophyt in der Mundschleimhaut nachgewiesen. Durch verschiedene resistenzmindernde Einflüsse des Organismus wird der Übergang vom Saprophytismus zum Parasitismus ausgelöst. Einige Formen der Candidainfektion können einer Leukoplakie ähneln. Häufig

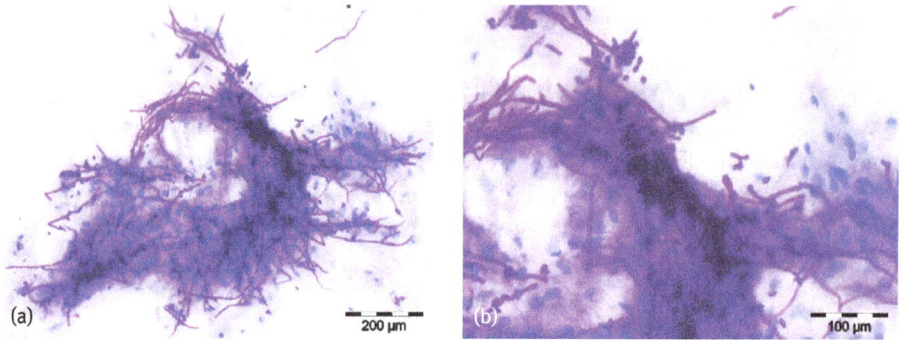

Abb. 4.6: Pseudohyphe mit Sprosszellen (a, b) bei Soorbefall der Mundschleimhaut (PAS-Färbung).

betroffene Stellen sind die Mundwinkel, der Zungenrücken und der hintere Teil des Gaumens. Im zytologischen Ausstrich lassen sich mit der PAS-Färbung bambusstab-artige, segmentierte und verzweigte Pseudhyphen und eiförmige Sprosszellen nach-weisen (Abb. 4.6).

Mukor

Die Mukormykosen sind selten und befallen in der Regel die Nasennebenhöhlen und den Respirationstrakt. Die Erreger erscheinen plump, tragen kugelförmige Sporan-gien und Endosporen. Sie werden bis zu 15 µm breit und sind nur selten septiert.

Normalerweise erfolgt eine Infektion aerogen durch Einatmen von Sporen oder durch direkten Kontakt. Mukormykosen halten sich nicht an vorgegebene anatomi-sche Strukturen und wachsen zum Teil über nekrotische Gefäßwände in kleinere Gefäße ein und führen zu ortsständigen Thrombosen.

4.1.3 Viren

4.1.3.1 Herpes simplex-Virus-Infektion (HSV)

Die Herpesinfektionen sind eine weltweit verbreitete virale Krankheit, die durch Tröpfchen- und/oder Schmierinfektion übertragen wird. Es besteht eine hohe Kon-tagiosität. Die Inkubationszeit beträgt 14 Tage. An der äußeren Haut sind vesikuläre Eruptionen nachweisbar. In der Mundhöhle treten allerdings meist weiße Stippchen auf, die am Gaumen, an Gingiva, Lippen oder Wangen in von Fibrin bedecke Erosio-nen übergehen. An der Dorsalseite der Zunge können sich multiple, scharf begrenzte, wenig schmerzhafte weiße Papeln von 2 bis 3 mm Durchmesser bilden [7,8].

Im zytologischen Ausstrich erscheinen einkernige, selten mehrkernige Zellen mit nukleären Einschlusskörpern und selten perinukleären Aufhellungen. Die nukleären Einschlusskörper entsprechen einer Anhäufung von Viruspartikeln (Abb. 4.7).

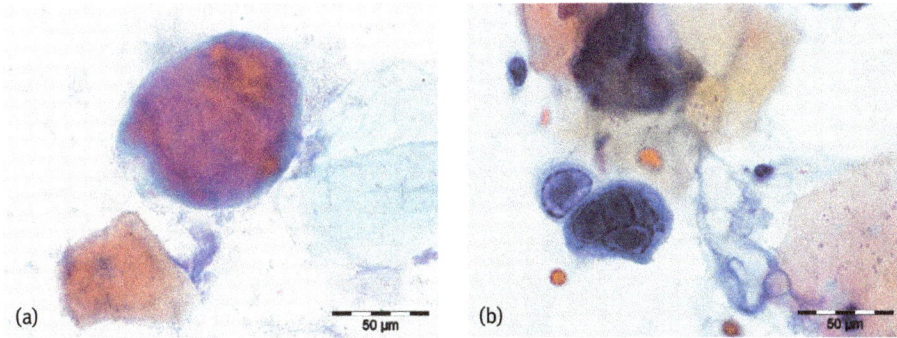

Abb. 4.7: Einkernige Epithelzelle mit Kerneinschlusskörperchen, die einer Anhäufung von Viruspartikeln entsprechen (a, b).

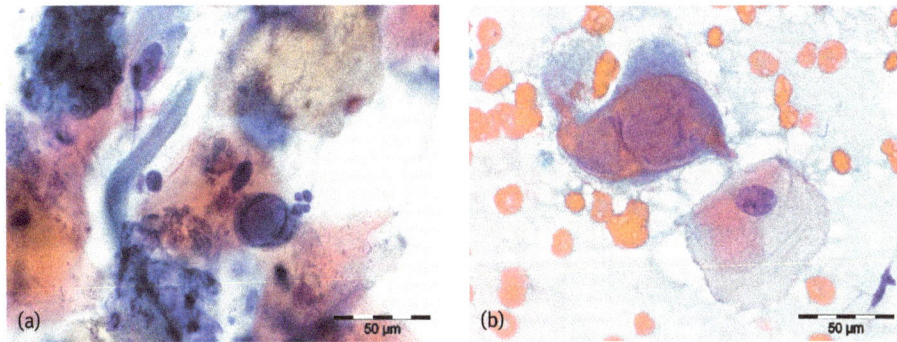

Abb. 4.8: Nach der Infektion einer Zelle verteilen sich die Viruspartikel gleichförmig im Zellkern. Das Chromatin erscheint verwaschen milchglasartig grau (a, b). Später verdichten sich die Virusanteile zu kompakten tief violetten Einschlüssen. Entlang der Kernmembran lagert sich das Kernchromatin in kleinen Klumpen. Es folgt virusbedingte Kernteilungsstörung mit Riesenzelle und mosaikartig aneinander gelagerten, vergrößerten, nicht runden, unterschiedlich großen Kernteilen.

Unmittelbar nach der Infektion einer Zelle sind die Partikel gleichförmig verteilt, so dass die Kerne in der Papanicolaou-Färbung milchglasartig grau erscheinen (Abb. 4.8). Der Verlust der Körnung des Chromatins (Abb. 4.9c) ist ein wertvoller Hinweis auf eine HSV-Infektion und ein wichtiges Kriterium in der Abgrenzung gegenüber von Dysplasien und Karzinomen.

Die Virusanteile verdichten sich später zu kompakten in der Papanicolaou–Färbung tief violetten Einschlüssen. Das Kernchromatin ist in kleinen Klumpen entlang der Kernmembran angeordnet. Um die Einschlusskörper erscheint der Zellkern aufgelockert (Abb. 4.10).

Die zytoplasmatischen Einschlusskörper sind meist nur immunzytochemisch und elektronenmikroskopisch nachweisbar.

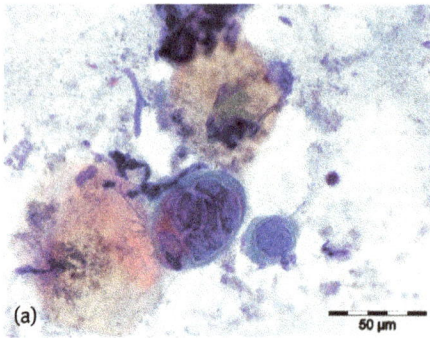

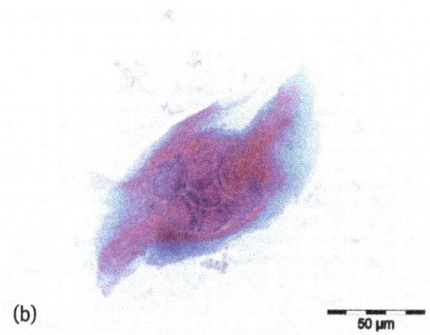

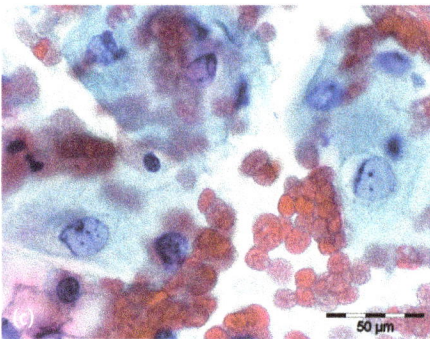

Abb. 4.9: Herpes simplex-Virusinfekt am harten Gaumen mit virusbedingter Riesenzelle (a) und backsteinartig aneinander gelagerten, mäßig vergrößerten Kernteilen (b). Epithelzelle mit gleichförmig verteilten Viruspartikeln im Kern, der milchglasartig grau erscheint (c).

Die entrundeten Zellkerne der infolge virusbedingter Teilungsstörungen entstehenden Riesenzellen lagern in Zellmitte backsteinartig übereinander, sind leicht bis mäßig vergrößert, nur leicht verformt und weisen geringfügige Größenunterschiede auf (Abb. 4.9a,b).

Bei der herpetischen Stomatitis stellen sich „ballonierte", maximal geschwollene Zellen mit Einschlusskörperchen im Zellkern dar, die Ansammlungen von Herpesviren sind. Im Ausstrich finden sich ein eiweißreiches entzündliches Exsudat, Entzündungszellen, Granulozyten, Riesenzellen und evtl. Lymphozyten.

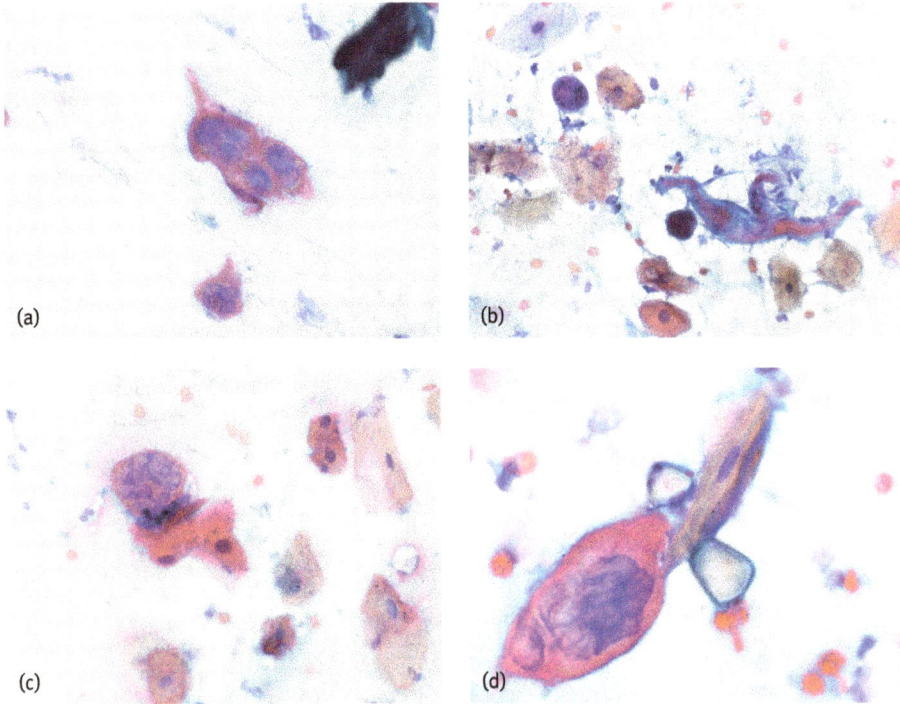

Abb. 4.10: Beginn einer Herpes zoster-Infektion am harten Gaumen mit leicht vergrößerten Zellkernen und rötlich-eosinophilem Zytoplasma (a, b). Danach folgt die Ausbildung von typischen Riesenzellen (c, d).

4.1.3.2 Herpes zoster-Virus-Infektion

Herpes zoster ist eine akut verlaufende Reaktivierung einer HSV-1-Infektion bei meist älteren sowie bei teilimmunisierten, beziehungsweise immungeschwächten Personen. Im Mundbereich sind typischerweise die Anteile mit verhornendem Plattenepithel betroffen.

Die Erkrankung beginnt im Mund stets akut unter Prodromalerscheinungen wie Fieber, Schwäche, Müdigkeit, Abgeschlagenheit und Nackensteifigkeit sowie mit neurologischen Symptomen. Bei einer Lokalisation im Ausbreitungsgebiet des 2. und 3. Trigeminusastes werden die Schmerzen häufig mit dentogenen Ursachen in Verbindung gebracht, ohne dass eine Extraktion, Trepanation oder Wurzelkanalbehandlung Besserung bringt.

Zu den anfänglich allgemeinen und neurologischen Befunden erscheinen in dem zugeordneten Hautsegment der betroffenen Nerven arealweise düsterrote Eritheme und schubweise, gruppiert angeordnete, papulo-vesikuläre Effloreszenzen. Der Zoster-Befall des 2. und 3. Trigeminusastes führt zu streng halbseitig lokalisierten, schmerzhaften Veränderungen der Mundschleimhaut. Hier bilden sich konfluierende

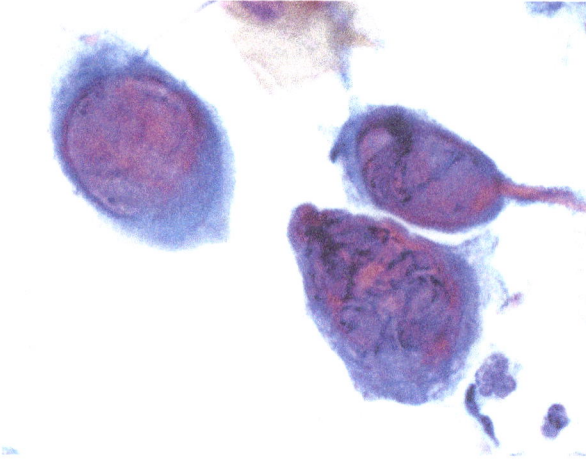

Abb. 4.11: Mehrkernige Riesenzellen am harten Gaumen bei Herpes zoster Infektion. Bei solchem Zellbild sollte differenzialdiagnostisch die Malignität ausgeschlossen werden.

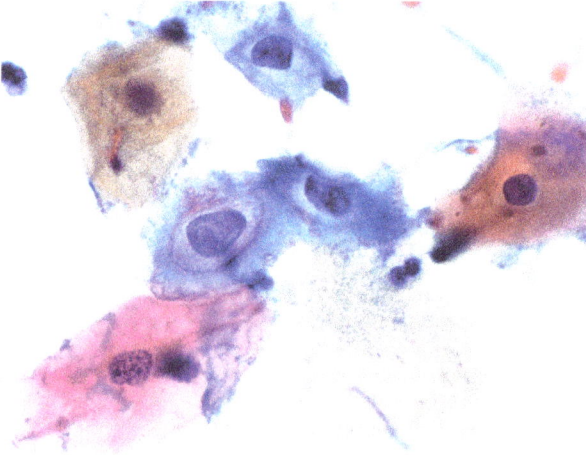

Abb. 4.12: Entzündlich aktivierte Zellkerne am harten Gaumen bei einer Herpes zoster Infektion. Differenzialdiagnostisch weist perinukleäre Zytoplasmaaufhellung mehr auf eine Herpes Infektion hin (vergleiche Abb. 6.5).

Bläschen, die rasch in flächenhafte fibrinbedeckte Erosionen und Ulzerationen übergehen (Abb. 4.11).

Zytologisch sind ähnliche Zell- und Kernveränderungen wie bei der Herpes simplex-Virus-1 Infektion zu sehen (Abb. 4.12).

4.1.3.3 Epstein-Barr-Virus-Infektion (EBV)

Epstein-Barr-Viren (EBV) als HHV4 (Humaner-Herpes-Virus Typ 4) sind eine der be-
kanntesten menschlichen Viren und werden durch Tröpfcheninfektion z. B. Speichel
am Kinderspielzeug, mit Küssen und durch Geschlechtsverkehr vom Menschen auf
den Menschen übertragen. Bis zum Erwachsenenalter infizieren sich die meisten
Menschen mit EBV. Bis zum 40. Lebensjahr sind nahezu alle Menschen infiziert. Die
Infektion verursacht die Infektiöse Mononukleose (Pfeiffersches Drüsenfieber) und
steht mit B-Zell-Lymphomen (siehe Kap. 6.3.2.2), nasopharyngealen Karzinomen sowie bestimmten Krebs- und Autoimmunerkrankungen in Zusammenhang. Eine Infektion erfolgt nur von Mensch zu Mensch. Nur gelegentlich werden gesundheitliche
Beschwerden festgestellt. Die Inkubationszeit beträgt ein bis vier Wochen. EBV befällt
die B-Zellen der Immunabwehr und die Schleimhautzellen des Mund- und Rachen-
raums. Meist ruhen die Viren in den infizierten Zellen. Gelegentlich vermehren sie
sich, um Virusnachkommen zu produzieren, die dann benachbarte Zellen befallen.
Das Virusprotein BNRF1, ein Proteinbestandteil der Viren, verhindert bei der Teilung
einer EBV-infizierten Zelle den ordnungsgemäßen Ablauf der Zellteilung. So bilden
sich mehr als zwei Spindelpole (Zentrosomen) mit der Folge, dass sich die Chromo-
somen nicht mehr gleichmäßig auf beide Tochterzellen verteilen. Kommen immer
neue Körperzellen mit dem schädlichen Virusprotein BNRF1 in Kontakt, sind sie damit einem erhöhten Risiko zur Entartung ausgesetzt [9]. Das Infizieren mit dem Virus
allein reicht nicht zur Entstehung einer malignen Erkrankung aus. Bestimmte Gene
sollen die Erkrankung mit EBV und auch die Ausbildung einer Malignität begüns-
tigen [10]. Die Zellen zeigen intranukleäre und intrazytoplasmatische acidophile bzw.
eosinophile Einschlüsse [11,12,13].

4.1.3.4 Abnorme Verhornung

Zunge dorsal
Bürstenbiopsie von der Zunge dorsal. 35 Jahre, Mann (Abb. 4.13).

Klinisch: Neubildung am Zungenrücken.

Zytologisch: Ausstrich mit zahlreichen, unauffälligen, flach ausgebreiteten Intermediärzellen, einzelnen Superfizialzellen, Granulozyten und umschrieben abnormen
Zellen. Sie sind unterschiedlich groß, haben hyperchromatische, etwas unregelmäßig
geformte Zellkerne, teilweise intranukleäre Kondensationen und Marginalisierungen
des Kernchromatins sowie ziegelrotes Zytoplasma. Einzelne Zellen enthalten eosinophile intrazytoplasmatische Einlagerungen oder liegen als sog. Hornperlen zusammen, wobei manchmal die Zellkerne an den Zellrand gedrängt werden. Keine Zell-
oder Kernatypien nachweisbar.
  Der Befund ist negativ.

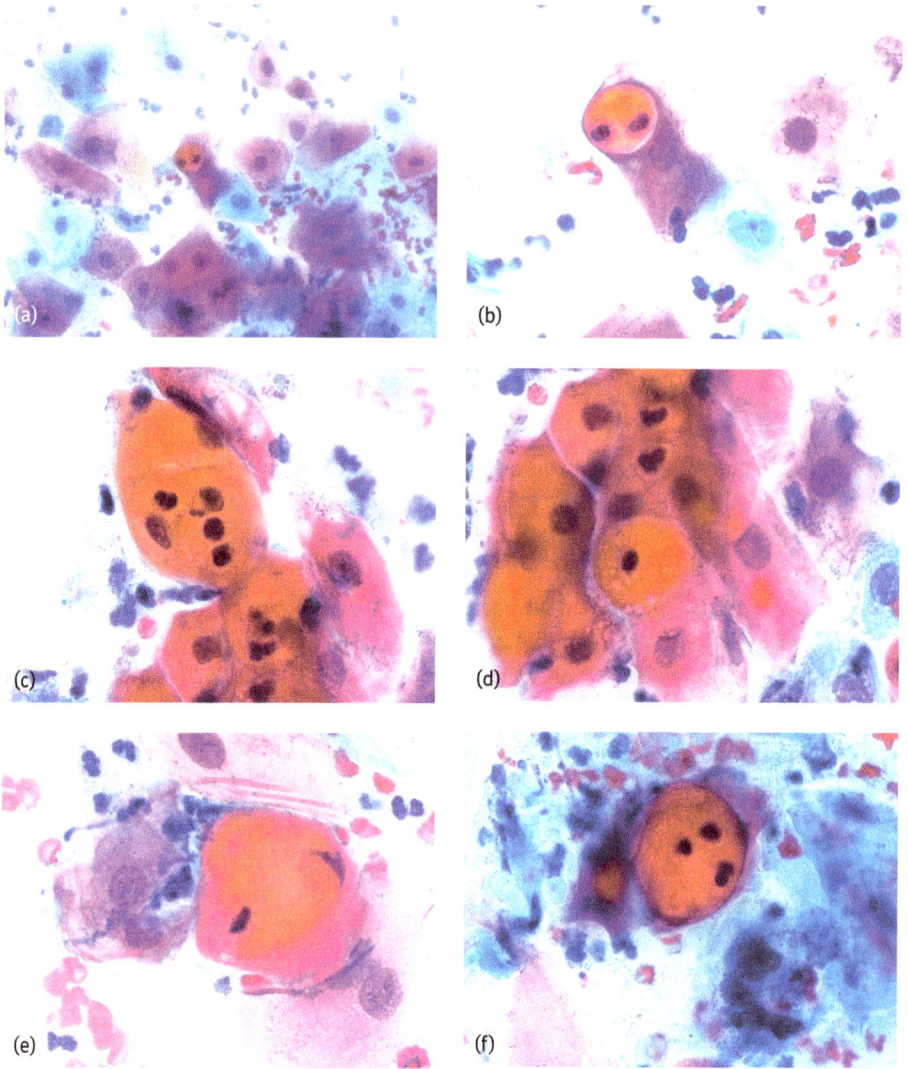

Abb. 4.13: Abnorme Zellen (a, b) im Bürstenabstrich vom Zungenrücken. Im Zytoplasma deutlich rötlich-eosinophile Einschlüsse als Zeichen einer Tendenz zur Verhornung und hyperchromatische Zellkerne (c–f).

Harter Gaumen

Bürstenbiopsie vom harten Gaumen. 70 Jahre, Mann (Abb. 4.14).

Klinisch: besteht ein entzündliches Erscheinungsbild.

Zytologie: Der Befund ist negativ. Entzündliches Zellbild. Keine atypischen Zellen.

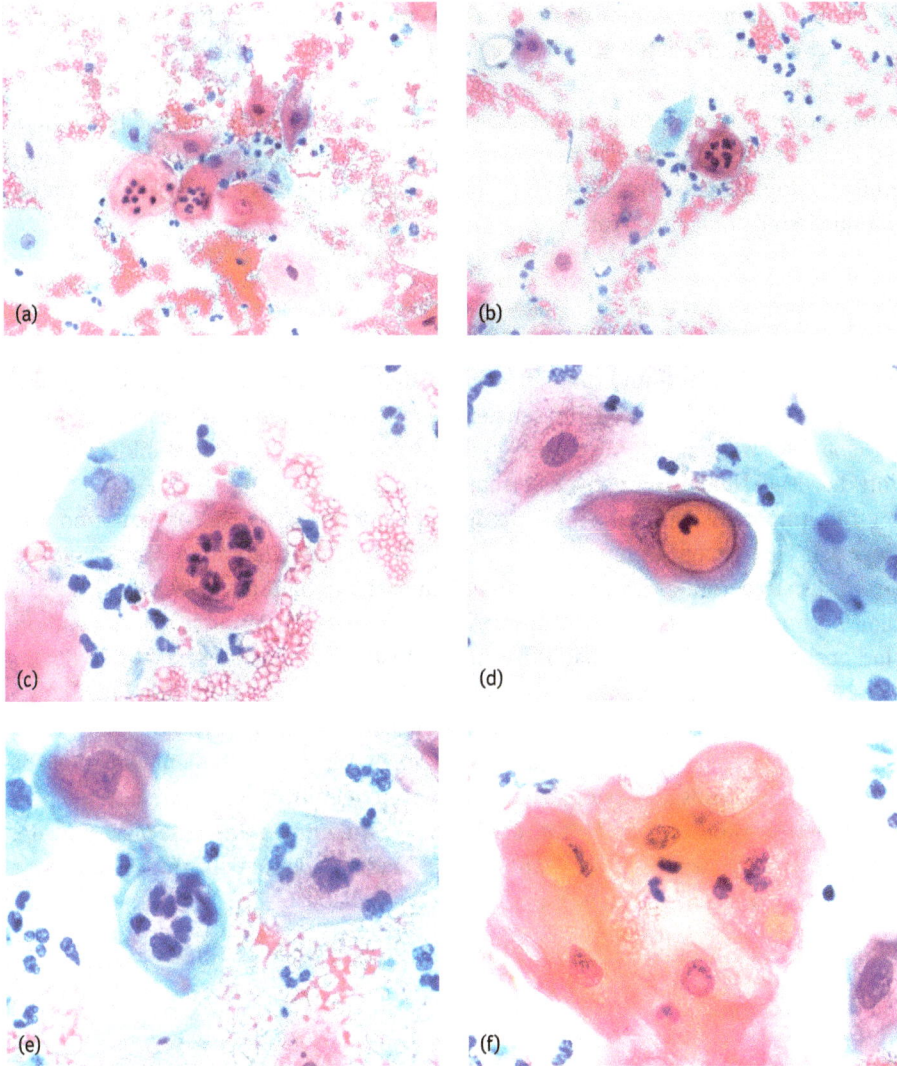

Abb. 4.14: Abnorme Zellen mit vergrößerten Zellkernen, vereinzelt Kernvakuolen, kräftig angefärbtem Kernchromatin, Zytoplasmavakuolen und rötlich-eosinophilem Zytoplasma mit eosinophilen Zytoplasmaeinschlüssen. Daneben Intermediärzellen, einzelne Superfizialzellen und Granulozyten (a, b). Wenige auffällige Zellen mit entzündlich aktivierten Zellkernen, Zellkernvakuolen, phagozytierten Granulozyten und Hornperlen (c–f).

4.1.3.5 Zytomegalie-Virus-Infektion (CMV)

Das Humane Cytomegalovirus aus der Familie der Herpesviridae (HHV5, Humanes Herpes Virus 5) wird durch Schmierinfektion übertragen. Erster Vermehrungsort sind die Speicheldrüsenzellen. Später sind die Lymphozyten betroffen, was zu einer mononukleoseähnlichen Erkrankung von wenigen Tagen führen kann. Die Infektion führt zu einer lebenslangen Persistenz. Mikroskopisch sind charakteristische, vergrößerte Zellen mit Volumenzunahme des Zellplasmas und typische Einschlusskörperchen im Plasma wie auch im Zellkern.

Die befallenen Zellen sind deutlich vergrößert. Die zytomegalen Zellen zeigen einen großen intranukleären Einschlusskörper, der sich durch einen schmalen hellen Zytoplasmasaum von der Kernmembran abhebt („Eulenauge"). Die bis zu 1 µm großen zytoplasmatischen Einschlusskörper konzentrieren sich meist in einem paranukleären Zytoplasmaareal.

4.1.3.6 Humane papilloma-Virus-Infektion (HPV)

Papillomviren (DNA-Viren) haben die Eigenschaft, normale Zellen zu immortalisieren. Sie rufen benigne und maligne epitheliale Proliferationen hervor. Der Infektionszyklus ist auf vollständig differenzierte epitheliale Zellen angewiesen. Die reifen Viruspartikel werden nicht in malignen und prämalignen Tumoren gebildet, obwohl dort die virale Nukleinsäure nachweisbar ist [14,15].

Die humanen Papillomaviren werden in sog. „high-risk-HPV-Typen" und sog. „low-risk- HPV-Typen" unterschieden und werden in rezidivierenden Papillomatosen des Respirationstraktes und in der oralen Mundschleimhaut nachgewiesen [16,17,18]. Die Übertragungswege und die Infektionsmechanismen im Mund- und Rachenraum sind noch weitestgehend unklar. Ein erhöhtes Risiko für eine orale HPV-Infektion besteht bei einer schlechten Mundhygiene mit Ulzerationen, chronischen Entzündungen und Schleimhautdefekten, die eine Anfälligkeit begünstigt [19].

Die infizierten Zellen werden im zytologischen Ausstrich vor allem von einer Differenzierungsstörung des Zytoplasmas gekennzeichnet (Abb. 4.15). Dabei treten perinukleäre Höfe (Koilozyten) (Abb. 4.16, Abb. 4.17), Bruchlinien und eine Maserung des Zytoplasmas, Dyskeratose (Abb. 4.18), Doppel- und Mehrkernigkeit auf. Die Zellkerne sind oft geschrumpft, pyknotisch und hyperchromatisch.

Zytologie: Negativ. Entzündliches Zellbild mit Zeichen einer HPV-Infektion.

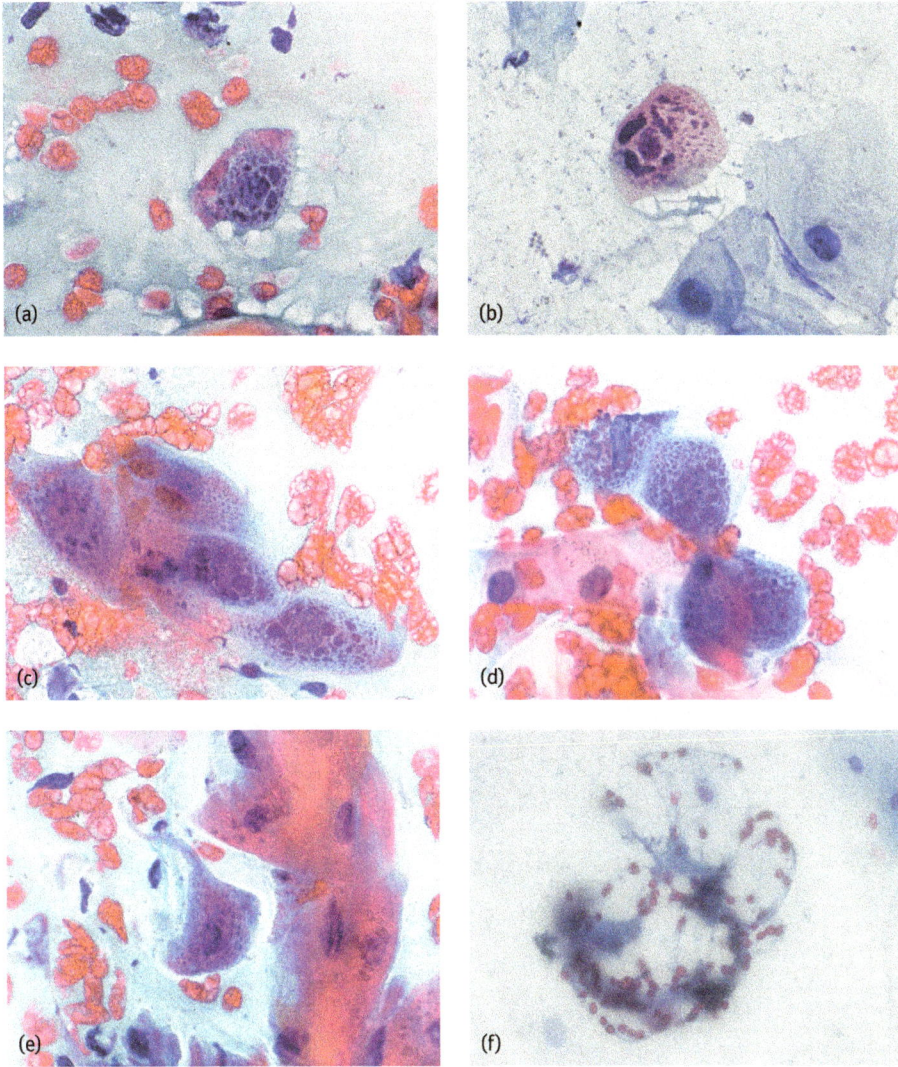

Abb. 4.15: Unterschiedliche Zellbilder mit Kernunregelmäßigkeiten, rötlich-eosinophilem Zytoplasma, Keratohyalingranula und Zytoplasmavakuolen bei HPV-Infektion (a–f).

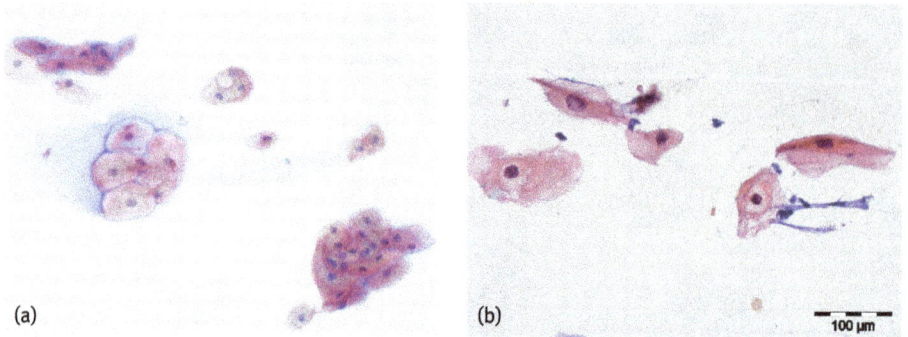

(a)

(b) 100 µm

Abb. 4.16: HPV-infizierte Zellen mit perinukleären Höfen (Koilozyten) am harten Gaumen. Auffällige Zellen mit Kerndegenerationen, aufgelockertem Kernchromatin und Zytoplasmavakuolen (a, b).

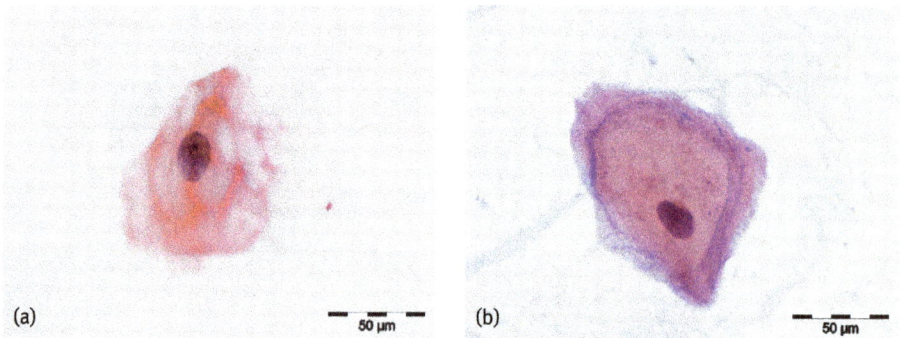

(a) 50 µm

(b) 50 µm

Abb. 4.17: Auffällige Zellen mit perinukleären Zytoplasmavakuolen bei HPV-Infektion (a, b).

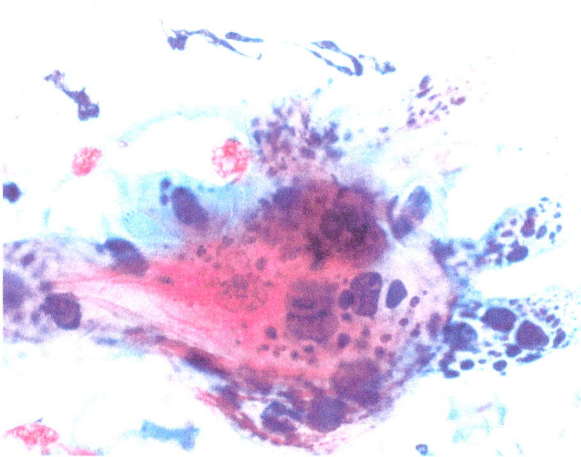

Abb. 4.18: Auffällige abnorme Zelle mit vergrößertem Zellkern, aufgelockertem Kernchromatin, deformierte Zytoplasmaausläufer am Zellrand und besonders prominenten Keratohyalingranula bei HPV-Infektion.

4.1.4 Protozoeninfektion

4.1.4.1 Chilomastix mesnili

Die weltweit verbreiteten Chilomastix mesnili leben im menschlichen Intestinum und zählen zu den Flagellaten. Sie gelten als nicht pathogen und verursachen gelegentlich Diarrhöen. Im Mund bilden sie rote flache, blutende und therapieresistente Epithelveränderungen (Flecken), die dem Kieferchirurgen zur Abklärung vorgestellt werden sollten. Die Erreger sind 6–24 µm lange und 3–10 µm breite Trophozoiten mit einem einzigen großen Kern und einem exzentrisch gelegenem Karyosom (Abb. 4.19). Die Cystosomen können auch sichtbar sein (Abb. 4.20). In andere Form sind sie in der Regel als zitronenförmige Zysten in fäkalen Verunreinigungen nachweisbar (Abb. 4.21).

Bürstenbiopsie vom Alveolarsaum: 73 Jahre, Frau.

Klinisch: Erythroplakie im Alveolarsaum Regio 23/24.

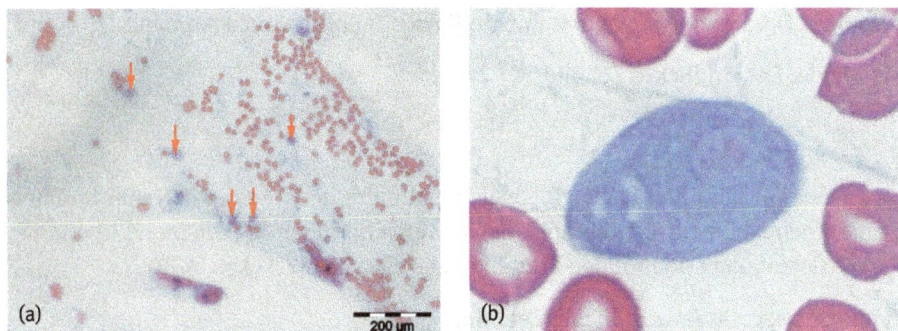

Abb. 4.19: Einzeln liegende Chilomastix mesnili (rote Pfeile) und Erythrozyten im Ausstrich vom Alveolarsaum (a). Trophozoite mit einem einzigen großen Kern und einem exzentrisch gelegenem Karyosom (b).

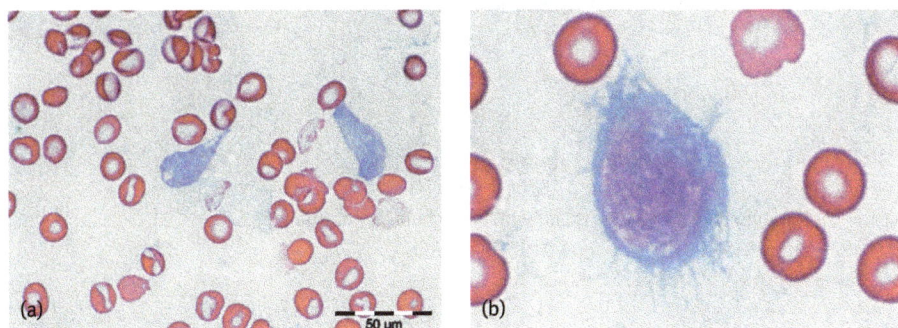

Abb. 4.20: Chilomastix mesnili im Alveolarausstrich (a). Trophozoite im Ausstrich (b).

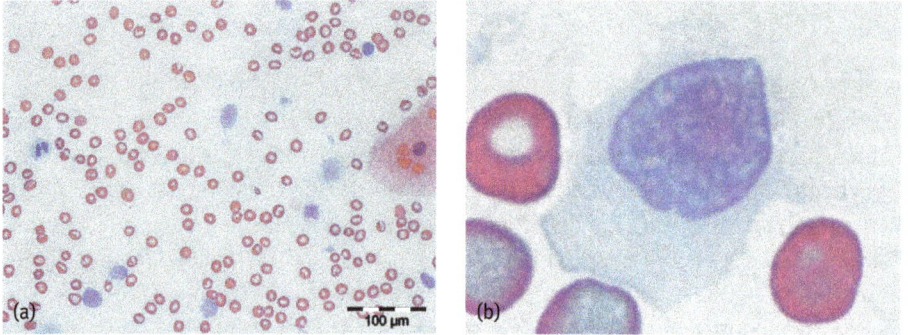

Abb. 4.21: Chilomastix mesnili (a). Zitronenförmige Zyste (b).

Eine Infektion erfolgt durch Zysten in kontaminiertem Wasser, durch verunreinigte Nahrung oder fäkal-oral. Im Dickdarm und möglicherweise auch im Dünndarm und im Appendix erscheinen Chilomastix mesnili als Trophozoiten.

Zytologie: Der Befund ist negativ. Entzündliches Zellbild. Protozoeninfekt.

Histologie: Entzündliches Zellbild.

4.1.4.2 Entamoeba gingivalis

Eine Infektion mit Entamoeba gingivalis im Mundraum ist selten [20] und im Bürstenausstrich nach Strahlentherapie, bei immunsubprimierten Patienten [21] und bei nekrotisierenden periodontalen Erkrankungen zu sehen [22] (Abb. 4.22).

Zytologie: Negativ. Entzündliches Zellbild.

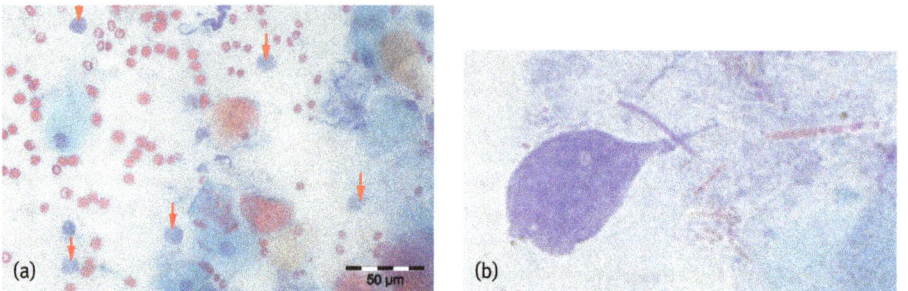

Abb. 4.22: Entamoebae gingivales (a) mit entzündlichem Hintergrund (b).

4.1.5 Nematodeninfektion

Humane Infektion mit Gongylonema pulchrum

Gongylonema pulchrum ist die einzige Nematodenart, die primär die menschliche Mundschleimhaut besiedelt und sich dort zum adulten Wurm entwickeln kann.

Klinisch geben die Patienten ein wanderndes Fremdkörpergefühl in der betroffenen Schleimhautregion an. Die Würmer sind ca. 4 cm lange filiforme Gebilde, die am vorderen Teil in Längsreihen kutikuläre Verdickungen aufweisen und am hinteren Teil glatt konisch zulaufen. Im Uterus sind bei weiblichen Tieren embryonierte, relativ dickwandige Eier zu erkennen [23]. Hier liegt kein Material vor.

Literatur

[1]   Aas JA, Paster BJ, Stokes LN, Olsen I, Dewhirst FE. Defining the normal bacterial flora of the oral cavity. J Clin Microbiol. 2005;43:5721–5732.

[2]   Burlakow P, Medak H, McGrew EA, Tiecke R. The cytology of vesicular conditions affecting the oral mucosa: Part 2. Keratosis follicularis. Acta Cytol. 1969;13:407–415.

[3]   Mamata Singh, Rahela Ibrahim, Ravi Mehrotra. Diagnosis of Infectious Diseases by Oral Cytology. In Mehrotra Ravi, et al. (Ed) Oral Cytology. A concise guide. Springer, 2013.

[4]   Leuci S, Martina S, Adamo D, et al. Oral Syphilis; a retrospective analysis of 12 cases and a review of the literature. Oral Dis. 2013;19(8):738–746.

[5]   Messadi DV, Younai F. Aphthous ulcers. Dermatol Ther. 2010;23:281–290.

[6]   Petersen I. Histopathologische Diagnostik. in: Pilzinfektionen bei immunsupprimierten Patienten. 2. Auflage UNI-MED Verlag AG Bremen-London-Boston 2007, 135–140.

[7]   Chan CC, Chiu HC. Images in clinical medicine. Herpetic glossitis. N Engl J Med. 2007;20:357.

[8]   Ardunio PG, Porter SR. Herpes Simplex Virus Type 1 infection: overview on relevant clinico-pathological features. J Oral Pathol Med. 2008;37(2):107–121.

[9]   Shumilov A, Tsai MH, Schlosser YT, et al. Epstein-Barr virus particles induce centrosome amplification and chromosomal instability. Nat Commun. 2017;8:14257.

[10] Shannon-Lowe C, Rowe M. Epstein Barr virus entry; kissing and conjugation. Curr Opin Virol. 2014;4:78–84.

[11] Reginald A, Sivapathasundharam B. Oral hairy leukoplakia: An exfoliative cytology study. Contemp Clin Dent. 2010;1(1):10–13.

[12] Migliorati CA, Jones AC, Baughman PA. Use of exfoliative cytology in the diagnosis of oral hairy leukoplakia. Oral Surg Oral Med Oral Pathol. 1993;76(6):704–710.

[13] Gelardi M, Tomaiuolo M, Cassano M, et al. Epstein-barr virus induced cellular changes in nasal mucosa.Virol J. 2006;3:6.

[14] Memurray HR, Nguyen D, Westbrook TF, McanceDJ. Biology of human papillomaviruses. Int J Exp Pathol. 2001;82:15–33. doi: 10.1046/j.1365-2613.2001.00177.x.

[15] Richart R, Masood S, Syrjänen K, Vassilakos P. Human papillomavirus. IAC Task Force Summary. Acta Cytol. 1998;42:50–58.

[16] Schiffmann M. Recent progress in defining the epidemiology of human papillomavirus infection and cervical neoplasia. J Natl Cancer Inst. 1992;84:394–398.

[17] World Health Organization IARC Monograph on the evaluation of carcinogenic risks to humans: Human papillomaviruses. IARC, Lyon, 1995.

[18] Giovannelli L, Campisi G, Lama A, et al. Human Papillomavirus DNA in oral mucosal lesions. J Infect Dis. 2002;185:833–836.

[19] Bui TC, Markham CM, Ross MW, Mullen PD. Examining the association between oral health and oral HPV infection. Cancer Prev Res (Phila). 2013;6(9):917–924.

[20] Perez-Jaffe L, Katz R, Gupta PK. Entamoeba gingivalis identified in a left upper neck nodule by fine-needle aspiration: a case report. Diagn Cytopathol. 1998;18:458–461.

[21] Lucht E, Evengard B, Skott J, Pehrson P, Nord CE. Entamoeba gingivalis in human immunodeficiency virus type 1-infected patients with periodontal disease. Clin Infect Diss. 1998;27:471–473.

[22] Feki A, Molet B. Importance of Trichomonas tenax and Entamoeba gingivalis protozoa in the human oral cavity. Rev Odontostomatol (Paris). 1990;19:37–45.

[23] Urch T, Albrecht BC, Büttner DW, Tannich E. Humane Infektion mit Gongylonema pulchrum. Dtsch Med Wochenschr. 2005;130:2566–2568.

5 Nichtmaligne oralzytologische Veränderungen der Mund-, Nasen- und Rachenschleimhaut, verursacht durch nicht infektiöse Dermatosen, chemische und mechanische Einwirkungen und besondere Strukturveränderungen

Etwa 10 % der Dermatosen beginnen primär in der Mundschleimhaut und stellen eine Herausforderung für den Zahnarzt dar.

5.1 Pemphigus

Unter den blasenbildenden Dermatosen ist der *Pemphigus vulgaris* eine häufige Erkrankung, die ohne Voranzeichen in der Mundhöhle beginnt und in Schüben verlaufen kann. Eine orale Prädilektionsstelle gibt es nicht. Betroffen sind funktionsabhängig die Schleimhaut des Gaumens, der Wangen und der Lippen. Die unterschiedlich großen Blasen enthalten anfänglich klaren Inhalt, in dem die sog. Tzanck-Zellen nachweisbar sind. Später werden die Blasen schlaffer und das Nikolski-Phänomen kann ausgelöst werden. Auf scheinbar gesunder Mucosa lassen sich Blasen erzeugen und durch seitlichen Druck innerhalb des Gewebes verschieben. Die Blasendecke ist leicht verletzlich. Es bilden sich großflächige und äußerst schmerzhafte Erosionen, die nur sehr langsam abheilen. Die Schleimhaut verliert ihre Schutzfunktion [1,2] (Abb. 5.1).

Durch Akantholyse verlieren die Zellen des Stratum spinosum ihren Halt untereinander, lösen sich vom Stratum basale und liegen in einer flüssigkeitsgefüllten, amorphen Masse zwischen der erhaltenen Basalzellschicht und dem Deckepithel (Abb. 5.2).

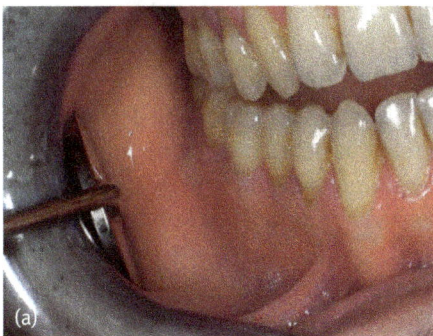

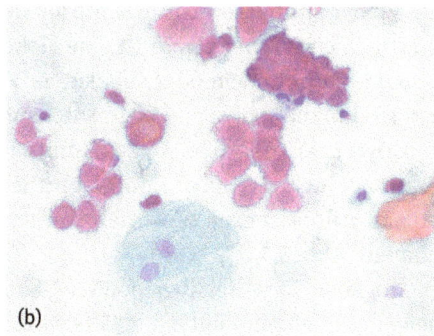

Abb. 5.1: Mundschleimhaut bei Pemphigus vulgaris (a). Aus dem Zellverband sich herauslösende und einzeln liegende Intermediärzellen in einer homogenen Masse (b).

https://doi.org/10.1515/9783110642445-005

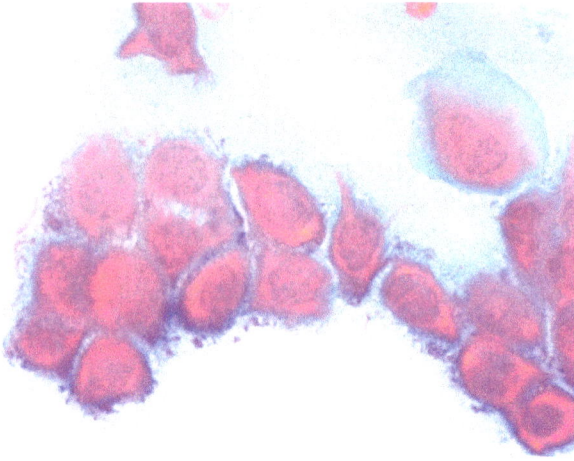

Abb. 5.2: Intermediärzellen mit großen, blass angefärbten Zellkernen und prominenten, manchmal vermehrten Nukleoli. Die Intermediärzellen lösen sich bei Pemphigus vulgaris aus dem Verband im Stratum spinosum und runden sich ab (sog. Tzanck-Zellen). Auffällig ist das fast völlige Fehlen von Granulozyten, Lymphozyten und Plasmazellen bei einem klinisch schweren Krankheitsbild.

Im intermediären Blaseninhalt liegen einzelne kleine Zellverbände, die sich aus dem Gewebeverband herausgelöst haben, innerhalb einer homogenen Masse. Das Gesamtzellbild erscheint dadurch unscharf und verwaschen. Fluoreszenzmikroskopisch sind an der Zelloberfläche autoaggressive Antikörper gegen Cadherin (vorwiegend vom IgG-Typ) sowie Komplementkomponenten nachweisbar.

Zytologie: Negativ. Zellbild entspricht einem Pemphigus vulgaris. Keine malignen Zellen.

5.2 Lichen

Ein Lichen kann nicht mit der Abstrichtechnik diagnostiziert werden und ist für die zytologische Diagnostik nicht geeignet.

Das Krankheitsgeschehen eines Lichens verläuft unterhalb der Basalmembran des Plattenepithels und ist deshalb mit dem zytologischen Abstrich nicht zu erfassen.

Der *Lichen ruber planus* ist eine nicht kontagiöse, entzündliche papulöse Dermatose mit chronischem oder subakutem Verlauf. Die typischen primären Effloreszenzen sind plane, polygonal begrenzte, spiegelnde oder matt glänzende derbe Papeln von etwa Reiskorngröße. An der Mundschleimhaut besteht im Gegensatz zur äußeren Haut kein Juckreiz. Durch Kratzen und Scheuern kann die Bildung neuer Lichen ruber planus Effloreszenzen provoziert werden (isomorpher Reizeffekt, Köbnersches Phänomen) (Abb. 5.3).

In über 50 % der lichenoiden Hauterkrankung ist die Mundschleimhaut mitbeteiligt. In einem Viertel der Fälle wird die Mundschleimhaut isoliert betroffen. Das „ruber" kommt in der oralen Schleimhaut nicht zur Geltung und wird dort im Namen weggelassen.

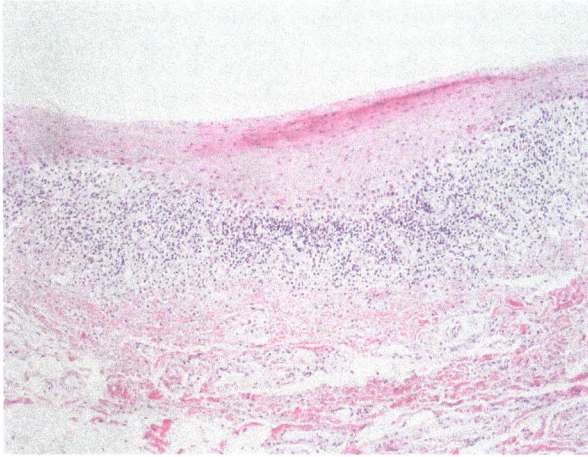

Abb. 5.3: Mundschleimhaut mit Lymphozytenansammlungen unterhalb der Basalzellschicht des Plattenepithels bei einem Lichen planus (histologischer Schnitt 100 ×, HE).

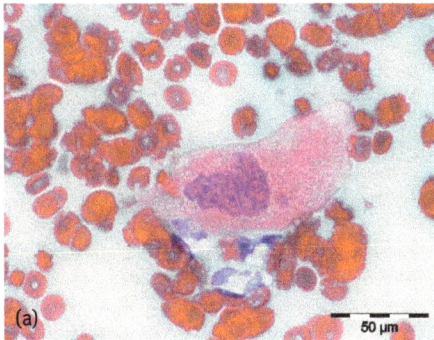

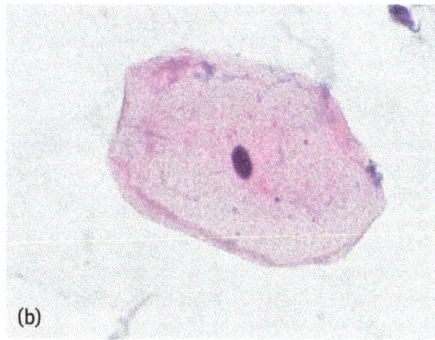

Abb. 5.4: Größenvergleich einer malignen Zelle (a) gegenüber einer normalen Plattenepithelzelle (b).

Neben der typischen Grundform des Lichen planus werden mehrere Sonderformen, der plaqueartige, der erosive, der bullöse und der atrophische Lichen planus unterschieden, die ihre eigene therapeutische und prognostische Problematik haben.

Karzinome auf dem Boden eines Lichen planus oder oraler Schleimhautveränderungen, die einem Lichen planus ähnlich sind, werden histologisch abgeklärt. Wenn die Basalmembran durchbrochen ist, können mit der oralen Bürstenbiopsie nur eine Abgrenzung von normalen Plattenepithelzellen oder von malignen Zellen als Ausschlussdiagnose getroffen werden.

Da die Exfoliativzytologie nur das Epithel bis zur Basalzellschicht und nicht die Veränderungen unterhalb der Basalmembran beurteilt, kann somit ein Lichen planus nicht durch die Abstrichzytologie diagnostiziert werden. Die klinischen Bilder sind nicht immer eindeutig. Für die Mundschleimhaut kann die Bürstenbiopsie nur einer Ausschlussdiagnostik treffen, ob ein Plattenepithelkarzinom bzw. eine Epitheldysplasie nachweisbar sind oder normale Zellen vorliegen [10] (Abb. 5.4).

5.3 Strukturveränderungen der Zungenoberfläche

5.3.1 Haarzunge

Bei der sog. *Haarzunge* handelt es sich um eine harmlose Hyperplasie und Hyper-
keratose der Papillae filiformes (Abb. 3.14). Die dicht stehenden Hornfortsätze sind
bis zu 2 cm lang und vermitteln den Eindruck von Haaren (Abb. 5.5).

Zytologie: Negativ. Keine malignen Zellen.

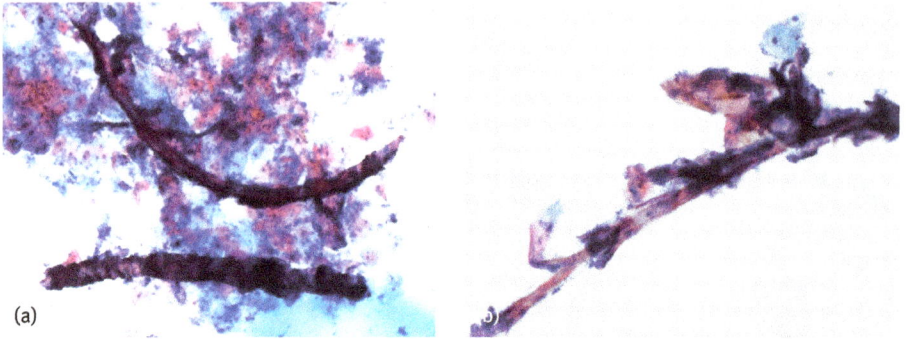

Abb. 5.5: Abgebrochene Spitzen der Papillae filiformes (a, b) bei einer sog. Haarzunge.

5.3.2 Glossitis rhombica mediana

Die Glossitis rhombica mediana wird durch eine an der Dorsalseite der Zunge ausgebil-
dete, wenig ausdifferenzierte Stelle des Plattenepithels gekennzeichnet (Abb. 5.6). Das
Epithel hat dort weniger Resistenz gegen Virusbefall oder Pilzinfektionen (Abb. 5.7).

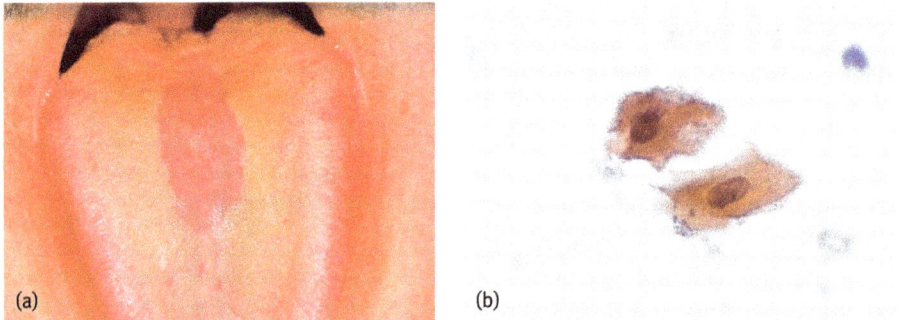

Abb. 5.6: Dorsalseite der Zunge mit dem typischen Bild der Glossitis rhombica mediana (a). Im zytologischen Ausstrich Intermediärzellen der tieferen Epithelschicht. Keine regelrechten ausgereiften
Superfizial- und Intermediärzellen (b).

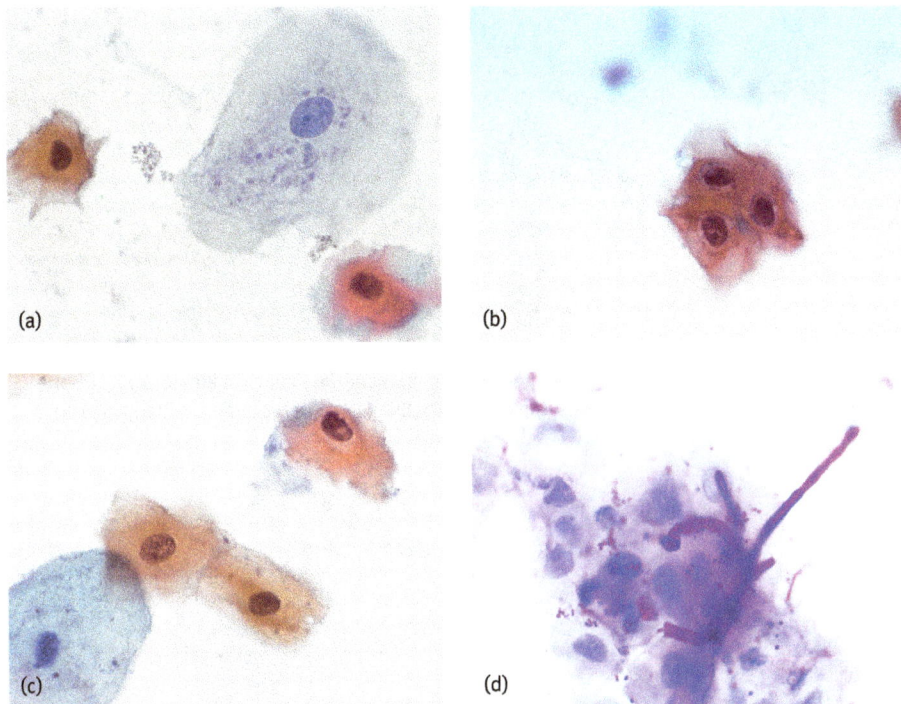

Abb. 5.7: Bürstenbiopsie vom Zungenrücken mit unzureichend ausgereiften Epithelzellen (a–c) (bei Glossitis rhombica mediana). In der PAS-Färbung sind Pseudohyphe und Sprosszellen nachweisbar (d).

5.3.3 Exfoliatio areata linguae

Die Exfoliatio areata linguae ist eine Veränderung des Epithels am Zungenrücken und Zungenrand (Abb. 5.8).

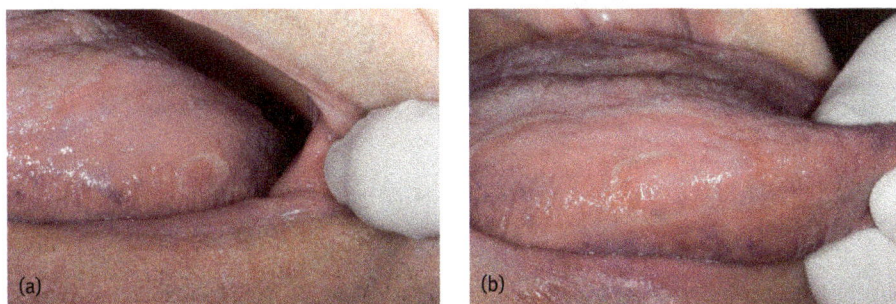

Abb. 5.8: Exfoliatio areata linguae vom Zungenrand links und rechts mit charakteristischen Einzelherden durch Verlust der Fortsätze der Papillae filiformes.

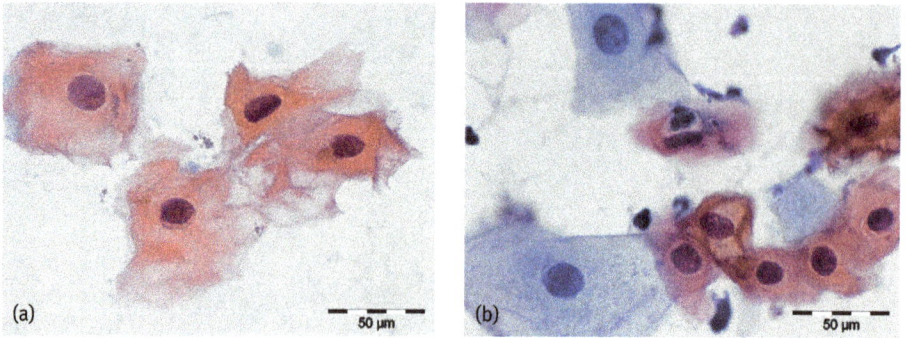

Abb. 5.9: Intermediärzellen mit leicht aufgelockertem Kernchromatin, perinukleären Zytoplasma-vakuolen und intrazytoplasmatischen Zytoplasmaaufhellungen (a, b) bei einer Exfoliatio areata linguae.

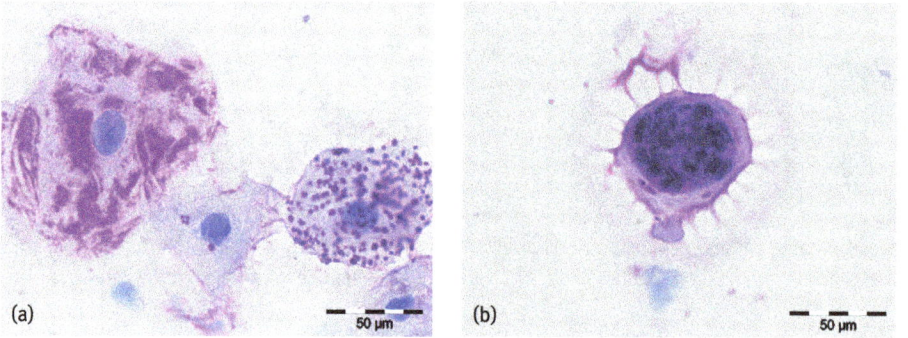

Abb. 5.10: Unregelmäßige Zellkern- und Zytoplasmaeinlagerungen und Verdichtungen des Zytoplas-ma bei Exfoliatio areata linguae (a, b).

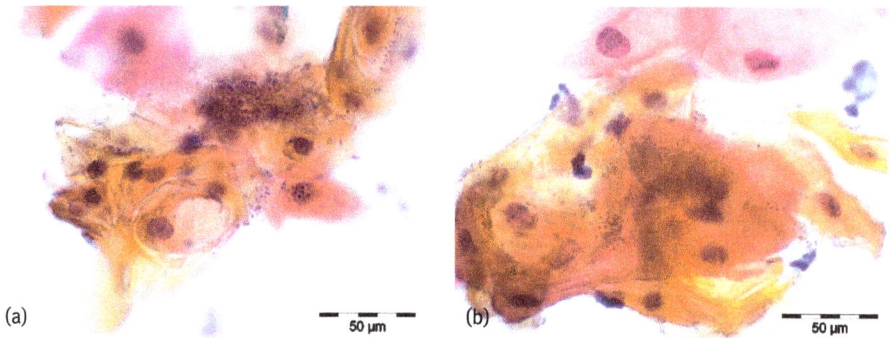

Abb. 5.11: Im Zentrum der einzelnen Herde bauen sich mit der neuen Keratinisation die neuen Se-kundärpapillen der Zunge wieder auf (a, b) (bei Exfoliatio areata linguae).

Hervorgerufen wird sie durch den umschriebenen Verlust der Hornfortsätze der Papillae filiformes (Abb. 5.9), ein begleitendes mäßiges Erythem und durch die deutlich freigelegten Papillae fungiformes (Kap. 3.8.1.2), die aber an dem Prozess unbeteiligt sind (Abb. 5.8). Durch einen weißlichen bis weißlich-gelblichen, wie gequollen wirkenden Randsaum wird der Kontrast zum normalen Zungenepithel noch verstärkt, der die scharf begrenzten exfolierten Bezirke umgibt (Abb. 5.10, Abb. 5.11).

Die Exfoliatio areata linguae kann in jedem Alter plötzlich und ohne erkennbare Ursache beginnen, Monate und Jahre lang bestehen und auch spontan verschwinden. Die Ätiologie bleibt ungeklärt.

5.4 Chemische und mechanisch bedingte Veränderungen

5.4.1 Prothesenstomatitis

Bei einer Oberkiefervollprothese differenzieren sich die darunter liegenden Epithelschichten nicht bis zur Hornschicht aus, wie normal üblich. Durch mechanisch bedingten Sekretstau der kleinen Speicheldrüsen kommt es an den mechanisch weniger belastbaren Intermediärzellen zu entzündlichen Zellreaktionen (Abb. 5.12).

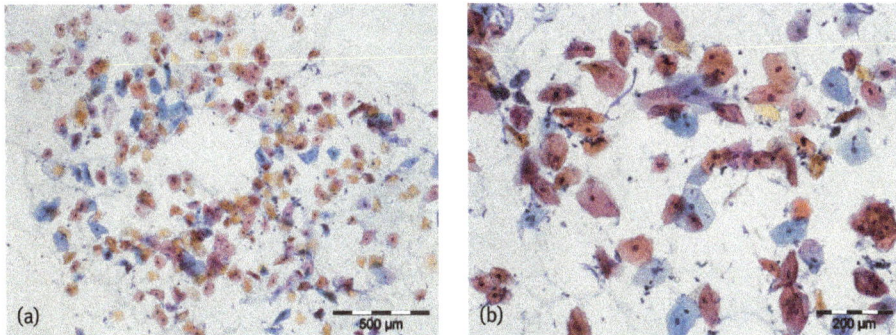

Abb. 5.12: Unvollständige Verhornung (a) und fehlende Verhornung (b) des Plattenepithels am harten Gaumen (bei Vollprothesenträger). Entzündlicher Präparatehintergrund.

5.4.2 Keratosis nicotinica (Stomatitis nicotinica)

Bei starken Zigarren- und Pfeifenrauchern wird die Mundschleimhaut thermischen und chemischen Reizen ausgesetzt und verändert sich. Das Epithel kann ausgedehnte Verhornungen, reaktiv-entzündliche Zellbilder und entzündlich bedingte Dyskaryosen (Dyskeratosen) hervorbringen. Im zytologischen Präparat sind zahlreiche Korneozyten und Dyskeratozyten der mittleren Epithelschicht nachweisbar. Maligne Zellen und atypische Kerne sich nicht vorhanden (Abb. 5.13).

Fällt der auslösende chemische und thermische Reiz durch Einstellen des Rauchens weg, bilden sich die schweren Zellveränderungen zurück und der Epithelaufbau normalisiert sich wieder.

Vor allem bei Rauchern mit Vollprothesen kommt es zur Stomatitis nicotinica (Leukokeratitis nicotinica palatini). In der Schleimhaut entsteht durch die Abflussbehinderung der kleinen Gaumendrüsen eine ausgeprägte obstruktive Sialadenitis, die durch Lokalanästhetika zu Schleimhautnekrosen führen kann (Abb. 5.14).

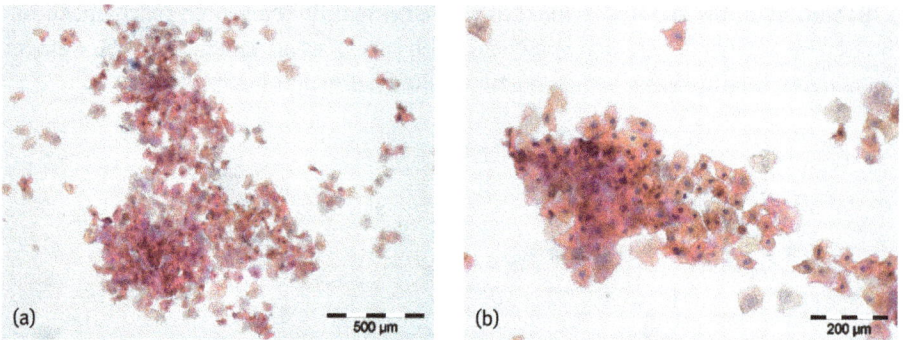

Abb. 5.13: Reaktiv-entzündlich veränderte Plattenepithelien mit unterschiedlich großen Zellkernen und rötlichem Zytoplasma (a, b) am harten Gaumen (bei Keratosis nicotinica). Keine Zell- oder Kernatypien nachweisbar.

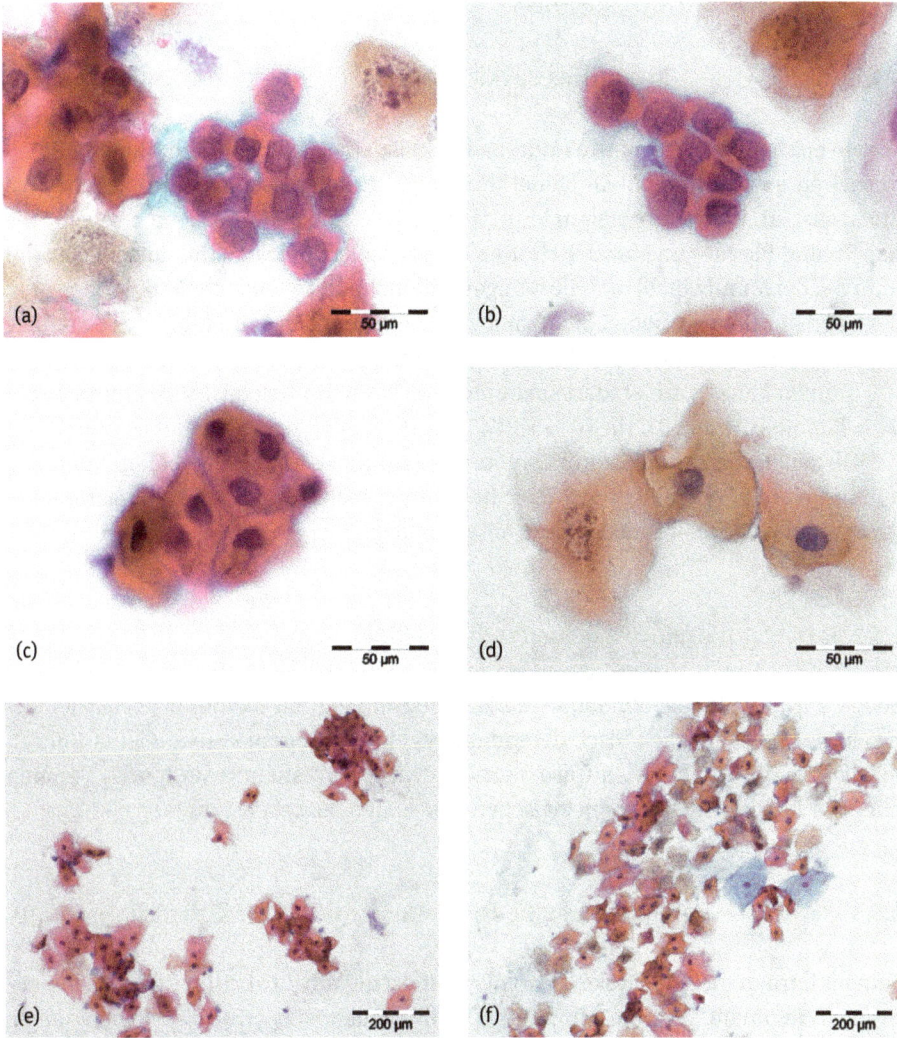

Abb. 5.14: Nicht ausgereifte Plattenepithelien und reaktiv-entzündlich veränderte Zellkerne (a, b, c) am harten Gaumen. Plattenepithelien mit unterschiedlich großen Zellkernen und rötlichem Zytoplasma (d–f) (bei Keratosis nicotinica). Zell- oder Kernatypien sind nicht nachweisbar (Bürstenbiopsie bei einem starken Raucher mit Vollprothese).

5.5 Seltene Veränderungen

5.5.1 Fokale epitheliale Hyperplasie (Morbus Heck)

Fokale epitheliale Hyperplasie (Morbus Heck) ist eine seltene, durch humane Papillomaviren ausgelöste Schleimhauterkrankung, vor allem bei Kindern, seltener bei Erwachsenen. Klinisch bestehen multiple warzige schleimhautfarbene bis weißliche Papeln und Plaques im Mund. Betroffen sind vor allem die Schleimhautseite der Unterlippe, der Mundwinkel und die Wangenschleimhaut, seltener der Mundboden oder der Gaumen. Die weichen, 5 bis 10 mm großen Papeln sitzen breit auf der Unterlage auf, neigen zur Konfluenz und können über Monate und Jahre persistieren.

Studien haben gezeigt, dass mehr als 85 % der Betroffenen HPV-positiv sind. Für 50 % konnte HPV Typ 32, für 30 % HPV6 und 5 % HPV40 nachgewiesen werden.

Histologisch sind im Stratum spinosum Akanthose mit großen ballonierten Zellen und eine Papillomatose sichtbar. Im Stratum basale bestehen verlängerte Reteleisten und zum Teil anastomosierte Mitosefiguren [3].

5.5.2 Dyskeratosis follicularis (Darier-Krankheit)

Selten auftretende Schleimhaut- und Hauterkrankung mit akantholytischer Keratinisierung. Es ist eine genetisch determinierte, chronisch progredient oder chronisch rezidivierend verlaufende, diffuse oder lokalisierte Erkrankung am harten Gaumen mit einer familiären Häufigkeit zwischen dem 6. und 20. Lebensjahr [4].

5.5.3 Hereditäre benigne intraepitheliale Dyskeratose (Witkop-Sallmann-Syndrom)

Seltene intraepitheliale Dyskeratose der Mundschleimhaut, bedingt durch eine autosomal-dominant vererbte Mutation (Duplikationen) des HBID-Gens (hereditäres benignes intraepitheliales Dyskeratose-Gen), welches auf dem Chromosom 4q35 lokalisiert ist.

Klinisch ähnelt die Mundschleimhaut dem weißen Schleimhautnaevus. Es sind weiche, weiße, schwammige Auflagerungen und Falten an der Lippe, der Wange, der Zungenunterseite, dem Zungenrand und dem Mundboden. Die Oberflächenbeläge sind leicht abkratzbar.

Histologisch ist das Epithel verbreitert mit großen vakuolisierten Zellen und dyskeratotischen Zellen im Stratum spinosum [5–7].

5.5.4 Behcet-Krankheit (Grande Aphthose Touraine)

In Schüben verlaufende Autoimmunerkrankung unterschiedlicher Progredienz und Schwere. Das Krankheitsbild wird durch die klassische Symptomentrias von Aphthen der Mundschleimhaut, aphthös-ulzerösen Veränderungen im Genitalbereich (Pens, Skrotum, Vulva, Vagina, Perineum) und Hypopyon-Iritis (Eiteransammlung am Boden der vorderen Augenkammer bei eitriger Regenbogenhautentzündung) gekennzeichnet.

In der Mundhöhle treten sehr schmerzhafte, rezidivierende entzündliche Aphthen auf, die anfangs flache mit einem roten Hof umsäumte Beläge zeigen und sich in kurzer Zeit in tiefe Ulzerationen umwandeln. Es bestehen eine Rarefizierung der Papillae filiformes der Zungenspitze, ein vermehrter Speichelfluss und Foetor ex ore [8].

Zytologisch treten abnorme Plattenepithelien auf, die atypischen Zellen ähneln können [9].

Literatur

[1]   Heinzeller Th, Büsing CM. Histologie, Histopathologie und Zytologie für den Einstieg. Georg Thieme Verlag, Stuttgart New York, 2001.
[2]   Femiano F, Gombos F, Nunziata M, Esposito V, Scully C. Pemphigus mimicking aphthous stomatitis. J Oral Pathol Med. 2005;34,508–510.
[3]   Khanal S, Cole ET, Jos J, et al. Human papillomavirus detection in histologic samples of multi-focal epithelial hyperplasia: a novel demographic presentation. Oral Surg Oral Med Oral Pathol. 2015;120:733–743.
[4]   Burlakow P, Medak H, McGrew EA, Tiecke R. The cytology of vesicular conditions affecting the oral mucosa: Part 2. Keratosis follicularis. Acta Cytol. 1969;13:407–415.
[5]   Allingham RR, Seo B, Rampersaud E, et al. A duplication in chromosome 4q35 is associated with hereditary benign intraepithelial dyskeratosis. Am J Hum Genet. 2001;68:491–494. Epub 2001 Jan 16.
[6]   Haisley-Royster CA, Allingham RR, Klintworth GK, Prose NS. Hereditary benign intraepithelial dyskeratosis: Report of two cases with prominent oral lesions. J Am Acad Dermatol. 2001;45:634–636.
[7]   Witkop CJ Jr, Gorlin RJ. Four hereditary mucosa syndromes: comparative histology and exfoliative cytology of Darier – White´s disease, hereditary benign intraepithelial dyskeratosis, white sponge, nevus, and pachyonychia congenita. Arch Dermatol 1961. 84;762–771.
[8]   Eichhorn A, Siepmann M, Kirch W. Medical care of patients with Behcet's disease. Dtsch Med Wochenschr. 2013;138:1365–1368.
[9]   Chalvardjian A, Carydis B, Cohen S. Cytologic diagnosis of extravesical malacoplakia. Diagn Cytopathol. 1985;1:216–220.
[10] van der Meij EH, Schepman KP, van der Waal I. The possible premalignant character of oral lichen planus and oral lichenoid lesions: a prospective study. Oral Surg Med Oral Patho Oral Radiol Endod. 2003;96:164–171.

6 Prämaligne und maligne Veränderungen der Mund-Nasen-Rachenschleimhaut

Prämaligne und maligne Erkrankungen der Mund-, Nasen- und Rachenschleimhaut nehmen in den letzten Jahrzehnten in Mitteleuropa kontinuierlich zu. Etwa 2 bis 5 % aller Tumoren treten in der Mundhöhle auf. Die Tumoren entstehen am harten Gaumen, in den vorderen zwei Dritteln der Zunge, hier besonders an den lateralen Begrenzungen, im Mundboden, in der Wangenschleimhaut, im retromolaren Bereich, im Epithel der Gingiva und an der Lippe.

Zu Beginn erscheinen die Schleimhautveränderungen teilweise uncharakteristisch. Die Befunde können auch für den Erfahrenen in der Interpretation Schwierigkeiten bereiten.

6.1 Definitionen der oralen Epithelveränderungen

6.1.1 Orale Leukoplakie (klinisch)

In der Definition der Oralen Leukoplakie unterteilte eine WHO-Arbeitsgruppe 1973 die oralen Schleimhautveränderungen in präkanzerogene *Läsionen,* das sind morphologisch veränderte Gewebe, in denen maligne Tumoren häufiger auftreten als in entsprechenden Normalgewebe, und in präkanzerogene *Konditionen,* das ist ein generalisierter Zustand, der mit einem signifikant höheren Krebsrisiko einhergeht [1]. Da die Veränderungen der Mundschleimhaut mit erhöhtem Entartungsrisiko nicht zwangsweise in einer malignen Transformation münden, wurde 2005 in einem WHO-Workshop diskutiert, die klinischen Veränderungen mit signifikant erhöhtem Karzinomrisiko unter dem Begriff „potentiell maligne Veränderungen" zusammen zu fassen [2]. Leukoplakien sind weiße Plaques mit dem morphologischen Risiko der malignen Entartung nach Ausschluss anderer Erkrankungen ohne erhöhtem Karzinomrisiko [2]. Differenzialdiagnostisch auszuschließen sind der weiße Schwammnaevus, Morsicatio buccarum, Linea alba, Friktionskeratosen, pseudomembranöse Candidose, Leuködem, lichenoide Reaktionen, discoide Lupus erythematodes, Haarleukoplakie, sekundäre Lues, Verletzungen chemischer Ätiologie und tabakinduzierte Läsionen wie der Rauchergaumen oder Snuff-induzierte Läsionen [3]. Die orale Leukoplakie ist als vorwiegend weiße Veränderung der Mundschleimhaut definiert, die weder klinisch noch histopathologisch als eine andere definierbare Schleimhautveränderung charakterisiert werden kann. Diese 1978 gefasste Definition wurde in der Klassifikation der Kopf-Hals-Tumoren 2005 übernommen [4]. 2017 wurde die Leukoplakie der oralen Mukosa als klinische Erscheinung definiert, welche ein Risiko zur Entwicklung eines Karzinoms in der Mundhöhle trägt, unabhängig davon, ob eine klinisch definierbare Vorläuferläsion vorliegt oder klinisch normale Mukosa [5].

https://doi.org/10.1515/9783110642445-006

Eine spezielle Histologie wird für Leukoplakien nicht beschrieben. Sie können mit Epithelhyperplasien unterschiedlicher Grade, Akanthose, Hyperortho- und Hyperparakeratose oder Atrophien einhergehen [6].

6.1.2 Orale Epitheldysplasie (histologisch)

Bei der oralen Epitheldysplasie sprechen in der Histologie strukturelle Veränderungen des Epithels wie irreguläre Schichtung, verbunden mit zytologischen Veränderungen wie Zell- bzw. Kernatypien für eine Dysplasie [7]. Nach Auffassung der WHO erfolgt die Gliederung in fünf Stufen [7,8].

Hyperplasie mit erhöhter Zellzahl kann in der Stachelzellschicht als Akanthose oder in der Basal- und Parabasalzellschicht als Basalzellhyperplasie vorkommen. Die charakteristische Architektur des Epithels bleibt ohne Zellatypien erhalten.

Dysplasien in drei Stufen sind 1. die leichte Dysplasie, bei der die Architekturstörungen auf das basale Drittel des Epithels begrenzt sind und leichte zytologische Atypien zeigen. 2. Bei der mittelschweren (moderaten) Dysplasie ist die Architekturstörung bis in das mittlere Drittel des Epithels ausgedehnt und weist moderate Atypien auf. 3. Die hochgradige Dysplasie enthält Architekturstörungen in mehr als zwei Drittel des Epithels, verbunden mit zytologischen Atypien. In dieser Kategorie sind auch Architekturstörungen enthalten, die sich noch auf zwei Drittel des Epithels beschränken, doch massive zytologische Veränderungen aufweisen.

Beim Carcinoma in situ erfasst die Architekturstörung die gesamte Epithelschicht und weist starke zytologische Veränderungen auf. Häufig sind atypische Mitosen und oberflächliche anormale Mitosen nachweisbar. Bei noch erhaltener Basalmembran liegt noch keine Invasion vor.

Die histologische Abklärung maligner Befunde kommt oft zu spät. Die Tumorgröße zum Zeitpunkt der Erstoperation entscheidet über den Behandlungserfolg.

6.1.3 Oralzytologische Malignitätskriterien

Mit der oralen Bürstenbiopsie wird ohne Spritze und Skalpell unblutig und unkompliziert ausreichend diagnostisch verwertbares Zellmaterial gewonnen. Die Materialentnahme ist leicht wiederholbar. Die zytologischen Untersuchungsergebnisse sind messbar und nachprüfbar. Die Oralzytologie ist eine Suchmethode und soll die Histologie nicht ersetzen.

Für Patienten ist die orale Exfoliativzytologie eine schonende, nicht invasive Methode der Materialgewinnung. Durch wiederholtes Abstreichen von der gleichen Epithelstelle wird stufenweise Zellmaterial bis aus den untersten Schichten gewonnen und Zellveränderungen des Epithels erfasst. Abnormitäten der Zellen werden so in einem frühen Stadium der Entstehung erkannt und können histologisch abgeklärt werden.

Oralzytologische Kriterien der Malignität des Plattenepithels bzw. zytologische Malignitätsanzeichen sind

1. Störung der Kern-Plasma-Relation zu Gunsten des Zellkerns
2. Randständige oder die Zellgrenzen überragende Zellkerne und Anisonukleose, z. B. abnorme Variationen der Zellkerngröße oder vergrößerte und unrunde Zellkerne
3. Kernpleomorphie wie gebuchtete, gekerbte oder unregelmäßig eingezogene Kernoberfläche, abnorme Zellkernvarianten
4. Unterschiedlich dicke Kernmembran
5. Vermehrte und unterschiedlich große Nukleoli wie auffällige prominente Nukleoli
6. Kernhyperchromasie wie ungleich verteiltes und vermehrtes Chromatin oder grobkörniges Chromatin
7. Anisozytose z. B. abnorme Variation der Zellgrößen
8. Zellulärer Pleomorphismus wie abnorme Variation des Zytoplasmas mit unregelmäßig geformten und spitz ausgezogenen Zellrändern
9. Altrosafarbenes oder ziegelrotes Zytoplasma in der Papanicolaou-Färbung
10. Zellen sind oft kleiner als normale Zellen aus der entsprechenden Epithelregion

Mindestens drei der oben angeführten Punkte sollten in einem Präparat nachweisbar sein.

6.2 Dyskaryosen und maligne Zellen in der Oralzytologie

Im Vergleich zu normalen Zellen werden dyskaryotische Zellen mit zunehmender Schwere der Veränderungen kleiner und unterschiedlicher in Form und Größe. Sie sind polygonal, spindelförmig, gelegentlich auch etwas unregelmäßig. Ihre Kerne fallen durch eine geringere Kernvergrößerung bei leichten dyskaryotischen Veränderungen und mit einer stärkeren Kernvergrößerung bei schweren Dyskaryosen auf. Die Kerne sind noch auf allen Seiten von Zytoplasma umgeben, oft auch nur durch einen schmalen Zytoplasmasaum begrenzt. Es bestehen Anisonukleose und geringe Kernpolymorphie. An der Kernoberfläche sind Einbuchtungen und Längsfurchen nachweisbar. Die Ausstriche machen insgesamt einen ungleichförmigen Eindruck. In der PAP-Färbung kann das Zytoplasma intensiv rosarot bis ziegelrot werden.

In der Oralmukosa sind verstärkt Dyskeratosen bzw. Dysparakeratosen nachweisbar. Die einzelnen Zellen sind kleiner als die ortständigen normalen Ortho- bzw. Parakeratozyten. Das Zytoplasma färbt sich unterschiedlich kräftig und ungleichmäßig bis intensiv ziegelrot oder orangeophil bis gelb an. Dabei sind die Zellkerne rund, teilweise hyperchromatisch. Das Kernchromatin erscheint fein granuliert, teils gleichmäßig und teils grobfleckig verteilt.

Später treten zunehmend eher kleine Dyskeratozyten mit etwas vergrößerten, angedeutet polymorphen Kernen, zunehmend deutlich erhöhter relativer Kerngröße und Hyperchromasie auf. Das Zytoplasma wird ausgesprochen polymorph und hat spitz ausgezogene Zellränder. In Epithelregionen, die normalerweise keine Verhornung aufweisen, erscheinen kernlose Schollen.

Das klinische Verhalten der Malignome in der Mundhöhle nimmt in Abhängigkeit von der Lokalisation in ihrer Malignität von vorn nach hinten und von oben nach unten zu.

6.2.1 Dyskaryosen an der Lippe und im Mundwinkel

Dyskaryose Unterlippe, Mundwinkel
Bürstenbiopsie von der Unterlippe am Mundwinkel rechts. 72 Jahre, Frau (Abb. 6.1).

Klinisch: Hautveränderung im Mundwinkel der Unterlippe rechts.

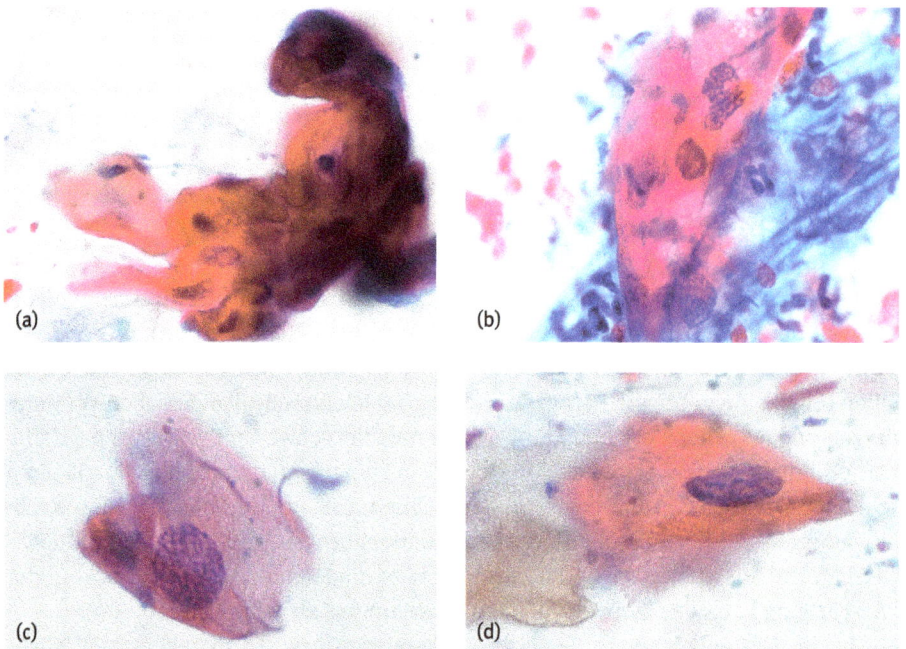

(a) (b) (c) (d)

Abb. 6.1: Epithelzellverband mit leicht vergrößerten, unterschiedlich großen Zellkernen und rötlichem Zytoplasma (a). Dyskaryosen der mittleren Epithelschicht mit grobem Kernchromatin (b). Vergrößerte deformierte Zellkerne mit grobem Kernchromatin und ziegelrotem Zytoplasma. Daneben kernlose Zellreste und schmutziger Präparathintergrund (c, d).

Bürstenbiopsien von Lippenrot sind relativ zellarm, enthalten wenige Plattenepithelien mit teilweise vergrößerten und leicht entrundeten Kernen, grobkörnigem Kernchromatin und rötlichem Zytoplasma. Keine Atypien.

Zytologie: Zweifelhaft. Dyskaryosen der mittleren Epithelschicht.

Histologie: Geringe Dysplasie mit aktinischer Cheilitis.

6.2.2 Karzinom der Lippe

Plattenepithelkarzinome der Lippe treten an der Unterlippe zehn Mal häufiger als an der Oberlippe auf. Dabei werden Männer mehr als Frauen betroffen.

Bürstenbiopsie von der Unterlippe links. 64 Jahre, Frau.
Siehe Abb. 6.2.

Die malignen Zellen erscheinen pleomorph, sind sehr unterschiedlich groß, bizarr geformt, spindelzellig oder kaulquappenartig geschwänzt. Die relativ großen Zellkerne sind rund, oval, spindelig oder bizarr geformt. Es besteht eine deutliche

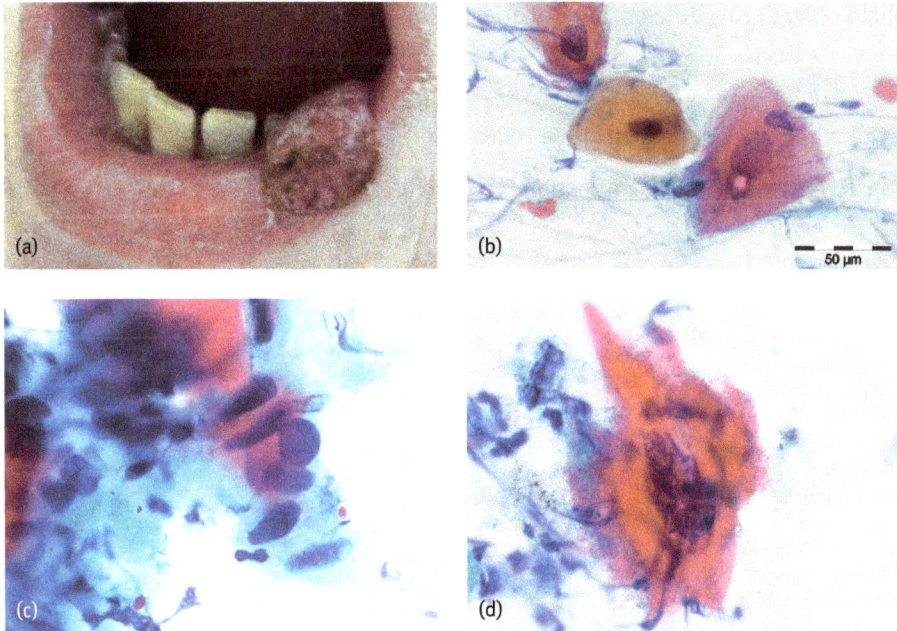

Abb. 6.2: Herd an der Unterlippe (a). Im Ausstrich des Lippenrotes erscheinen die atypischen Zellen vielgestaltig und ungleichförmig (b). Die malignen Zellen liegen isoliert, aber auch in dichten syncytialen Verbänden (c) mit gestörter Kern-Plasma-Relation. Die Zellkerne sind bizarr geformt. Sie haben eine unregelmäßig eingezogene und gekerbte Kernoberfläche und ziegelrotes Zytoplasma (d).

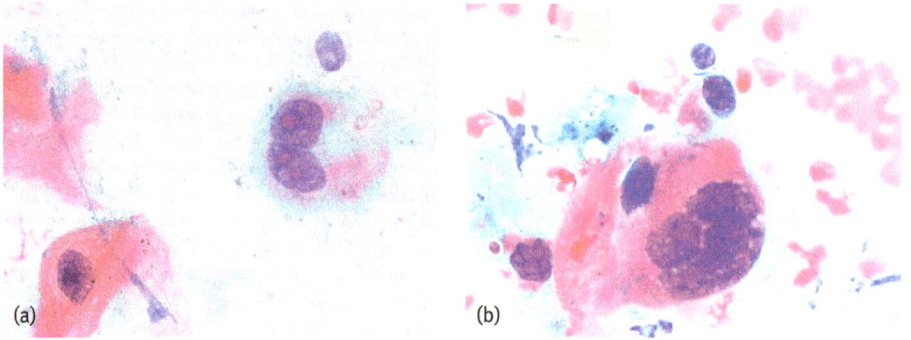

Abb. 6.3: Atypische Zellen mit Kernpolymorphie, vergrößerten, prominenten Nukleoli und ungleicher Verteilung des Kernchromatins (a). Es bestehen Anisonukleose und Kernpleomorphie. Die Zellkerne können randständig liegen. Das Kernchromatin ist grobkörnig (b).

Anisonukleose und Kernpolymorphie (Abb. 6.3). Der unregelmäßige Zytoplasmasaum ist oft sehr schmal und die Kernmembran berührt oder überschreitet oft die Zellgrenze. Eine Tumordiathese fehlt meistens.

Zytologie: positiv. Der Befund ist maligne.

Histologie: Gering differenziertes Plattenepithelkarzinom.

Bürstenbiopsie von der Unterlippe (Regio 41–42). 72 Jahre, Mann.
Zytologisch unterschiedlich große Zellen.

DD: Herpes-simplex-Virus-Infektion (vergleiche Abb. 4.11 und Abb. 4.12) (vergleiche Abb. 6.4 und 6.5).

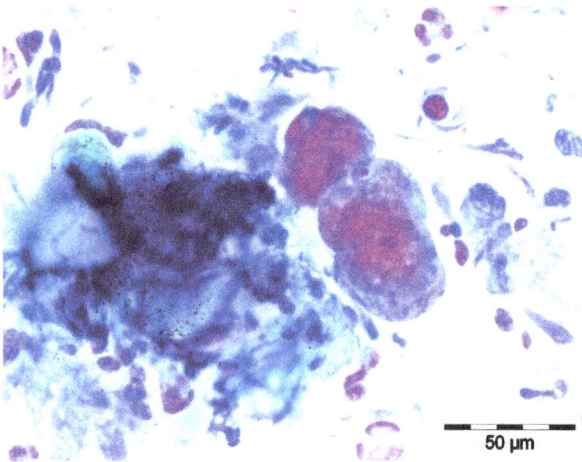

50 µm

Abb. 6.4: Mehrfach atypische Zellen mit unregelmäßig vergrößerten Zellkernen und verdichtetem Kernchromatin.

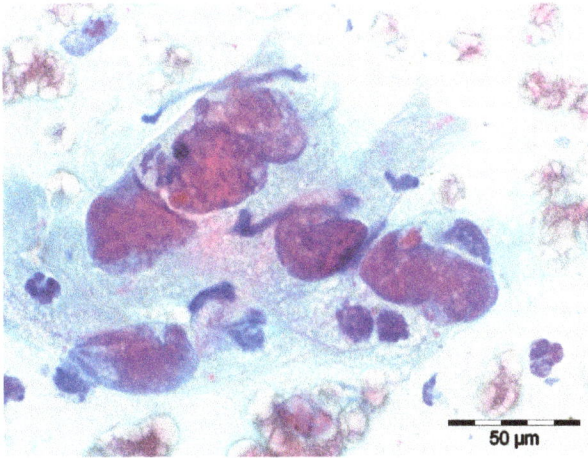

Abb. 6.5: Atypische Zellen mit vergrößerten, die Zytoplasma-grenzen überragenden Zell-kernen.

Bei einer Herpes simplex-Virusinfektion sind kleine Dyskeratozyten oft schwer von einer Parakeratose oder dysplastischen Zellen zu unterscheiden. Mehrkernigkeit und Kerndegeneration, aber auch Zytoplasmavakuolen sprechen für einen Virus-infekt.

Zytologie: Positiv. Maligne Zellen. Histologische Abklärung.

Histologie: Mäßig differenziertes nicht verhorntes Plattenepithelkarzinom.

Bürstenbiopsie vom Mundwinkel, 64 Jahre, Mann

Klinisch besteht länger als ein Jahr eine weißliche, plaqueartige schmerzlose Haut-veränderung am Mundwinkel.

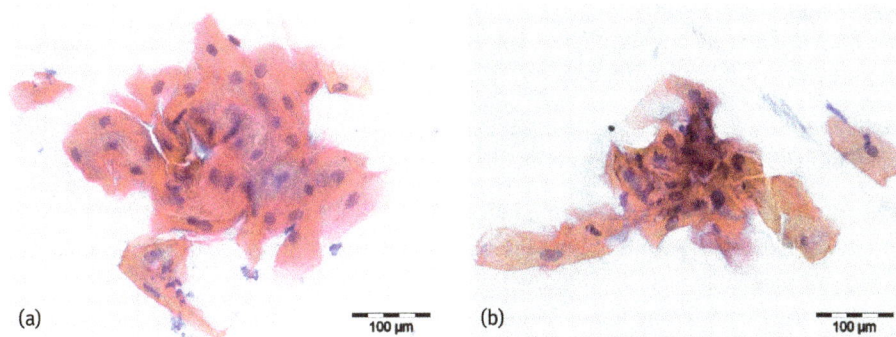

(a) (b)

Abb. 6.6: Die Ausstriche enthalten regelrechte Plattenepithelien mit isomorphen runden Zellkernen. Daneben sind zahlreiche in kleinen Gruppen gelagerte, flach ausgebreitete kleine Plattenepithelien mit leicht vergrößerten, runden Zellkernen vorhanden (a, b).

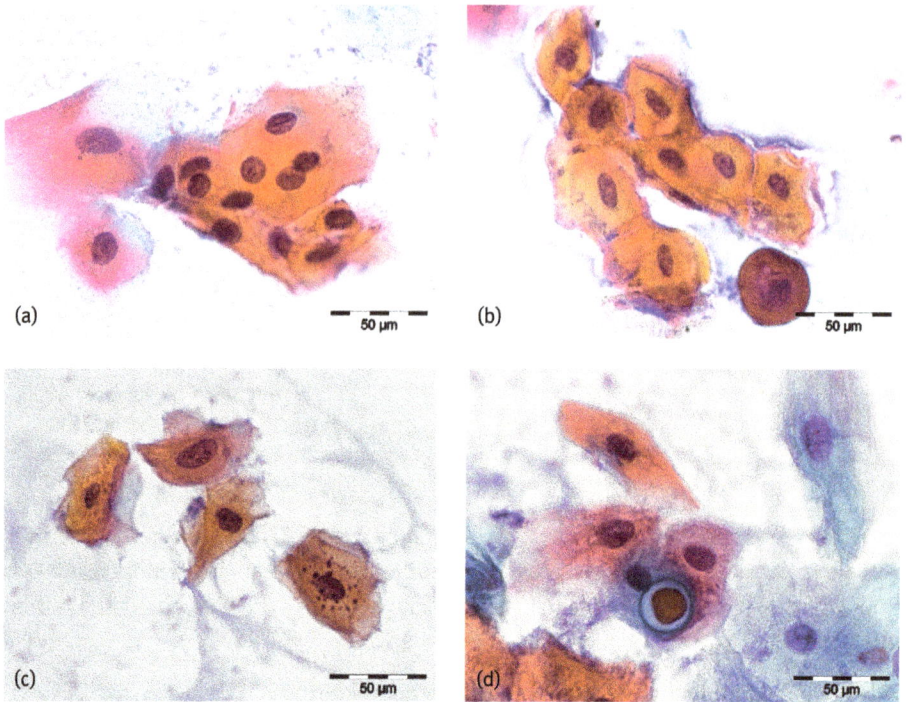

Abb. 6.7: Einzelne auffällige Plattenepithelzellen haben hyperchromatische, leicht vergrößerte, unterschiedlich große Zellkerne und an der Kernoberfläche Längsfurchen. Das Zytoplasma ist nicht gleichförmig rot angefärbt (a, b). Wiederholt liegen hyperchromatische runde Zellkerne mit ungleichförmig verteiltem Kernchromatin, teilweise ohne Zytoplasma, vor (c, d).

Zytologie: Verdacht auf Malignität. Dyskaryosen und Zeichen einer Candidiasis. Histologische Abklärung (Abb. 6.6, Abb. 6.7, Abb. 6.8 und Abb. 6.9).

Histologie: Erster Befund. Chronische und insgesamt plasmazellreiche Entzündung mit ausgeprägter Epithelhyperplasie, granulozytärer Entzündung, Hyper-Parakeratose und vereinzelt Pseudohyphe.

Zusatzbericht: Aufgrund der plasmazellulären Entzündung wurden die Plasmazellen noch molekularpathologisch untersucht.

Abschließende Diagnose: Zusammenfassend liegt ein indolentes Non Hodgkin-Lymphom der B-Zellreihe vor im Sinne eines extranodalen Marginalzonenlymphoms des MALT mit plasmozytischer Komponente.

Derartige Lymphome haben nach kompletter Exzision eine exzellente Prognose [9,10].

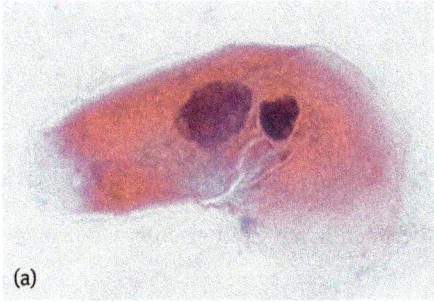
(a)

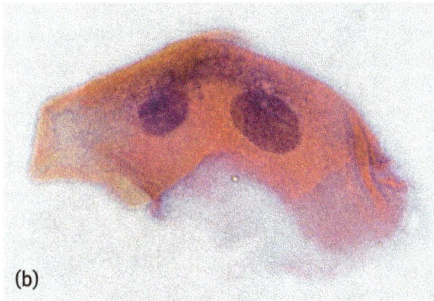
(b)

Abb. 6.8: Mehrfach liegen Zellen mit zwei unterschiedlich großen Zellkernen zusammen. Die Zellkernoberfläche ist teils unregelmäßig eingezogen oder gekerbt. Das ziegelrote Zytoplasma ist stellenweise perinukleär blass angefärbt. Die Zytoplasmaränder werden zipfelförmig ausgezogen (a, b).

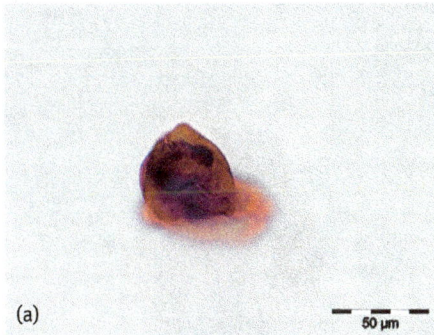
(a)
50 µm

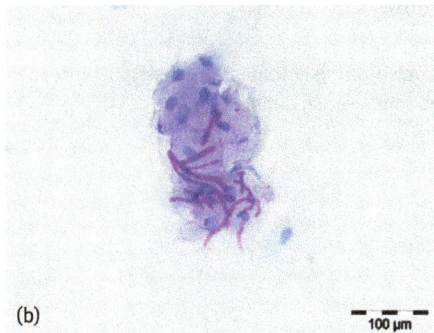
(b)
100 µm

Abb. 6.9: Wiederholt zeigen sich kleine rundliche Zellen mit unregelmäßigen Kernverdichtungen und ziegelrotem Zytoplasma. In der PAS-Färbung lassen sich bambusstabartig segmentierte Pseudohyphen nachweisen. Ein meist in der Histologie nachweisbares besonderes lymphozytäres, leukozytäres oder plasmazelluläres Zellbild kann hierbei nicht gezeigt werden.

6.3 Alveolarschleimhaut

6.3.1 Dyskaryosen

6.3.1.1 Alveolarkamm
Bürstenbiopsie vom Alveolarkamm links. 54 Jahre, Frau (Abb. 6.10).

Zytologie: Umschriebene Dyskaryosen der oberflächlichen Epithelschicht. Zytologische Kontrolle.

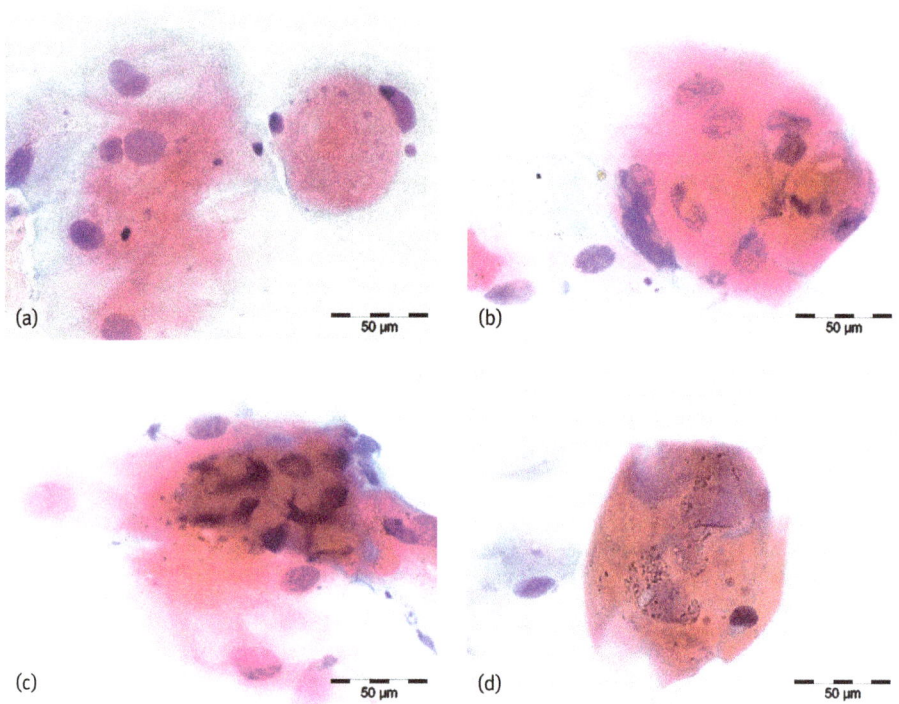

Abb. 6.10: Auffällige Zellen mit vergrößerten und teilweise gering entrundeten Zellkernen, aufgelockertem Kernchromatin und rötlichem Zytoplasma vom Alveolarkamm (a–d).

6.3.1.2 Kieferkamm

Bürstenbiopsie vom Kieferkamm Regio 23–24. 73 Jahre, Frau (Abb. 6.11).

Zytologie: Dyskaryosen der mittleren und tiefen Epithelschicht und einzelne atypische Zellen. Histologische Abklärung.

Histologie: Mäßig- bis schlecht differenziertes Plattenepithelkarzinom.

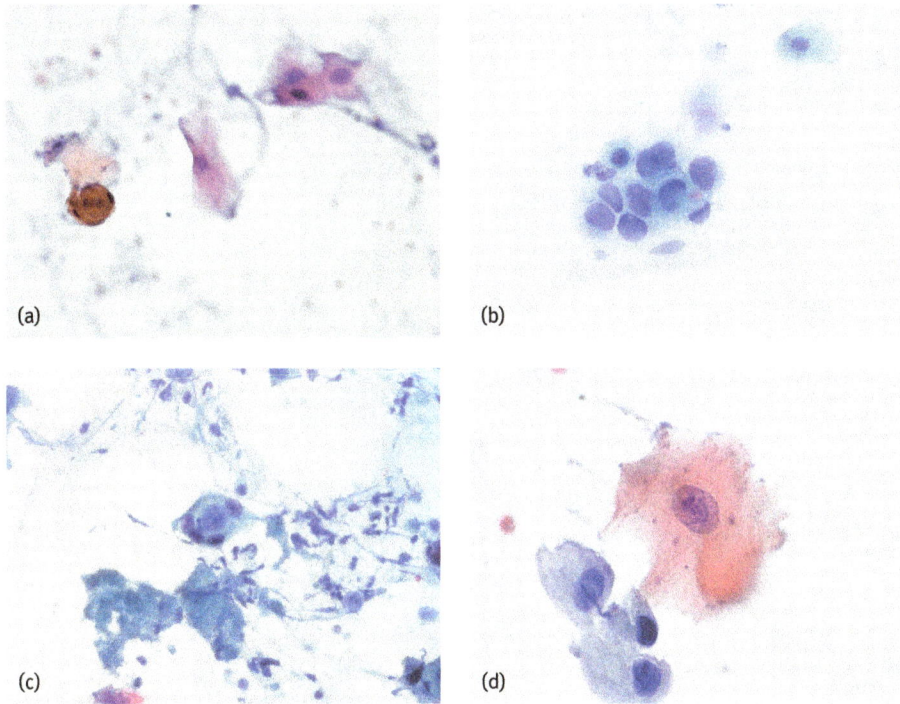

(a)

(b)

(c)

(d)

Abb. 6.11: Epithelzellen mit teilweise leicht vergrößerten runden Zellkernen. Daneben auffällige Epithelzellen mit deutlich vergrößerten entrundeten Zellkernen (a–c), Zellen mit grobem hyperchromatischen Kernchromatin und rötlichem Zytoplasma. Gestörte Kern-Plasma-Relation zu Gunsten des Kernes (d).

6.3.2 Malignome Alveolarschleimhaut

6.3.2.1 Karzinome

Bürstenbiopsie vom Alveolarsaum (Regio 11–12), 50 Jahre, Mann

Die kleinen roten Zellen sind oft ein Zeichen für ein bereits ausgebildetes Karzinom (Abb. 6.12 und Abb. 6.13).

Zytologie: Verdacht auf Malignität. Histologische Abklärung angeraten.

Histologie: Mäßig differenziertes verhorntes Plattenepithelkarzinom.

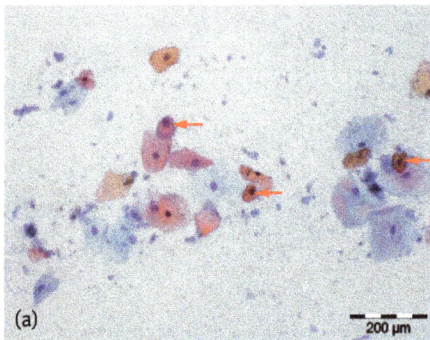

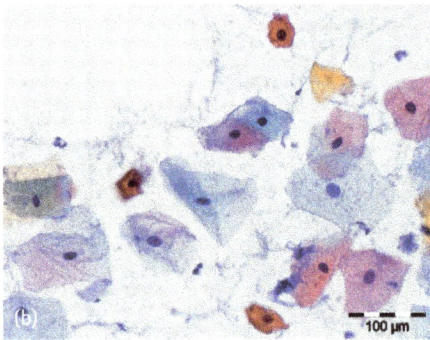

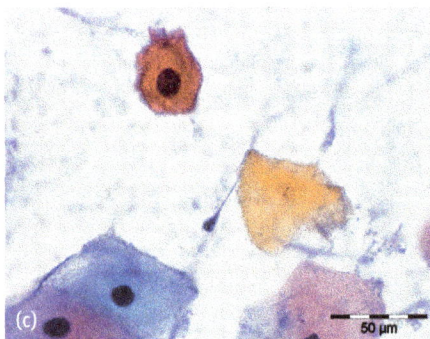

Abb. 6.12: Kleine atypische Zellen mit ziegelrotem Zytoplasma im Alveolarsaum (a) (Pfeile). Neben flach ausgebreiteten Alveolarepithelien liegen kleine atypische Zellen mit hyperchromatischen Kernen, ziegelrotem Zytoplasma (b). Vergrößert zeigt die kleine atypische Zelle (b) unregelmäßige Chromatinverdichtungen im Zellkern, purpur- bis ziegelrotes Zytoplasma und spitz ausgezogene Zellränder (c).

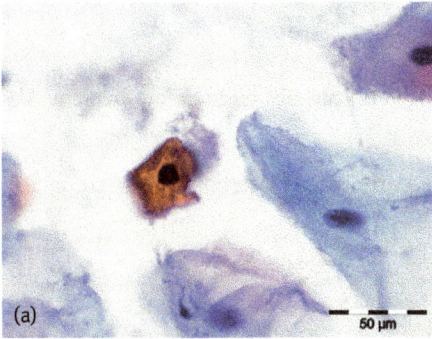

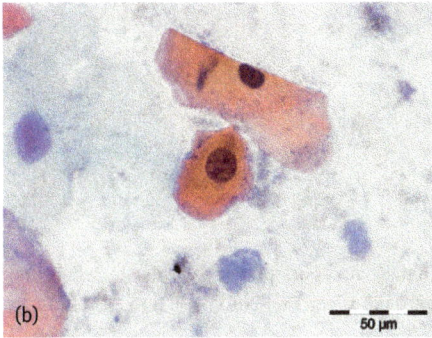

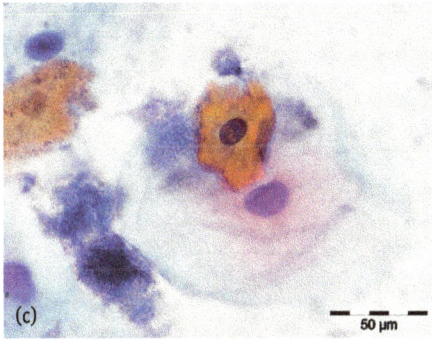

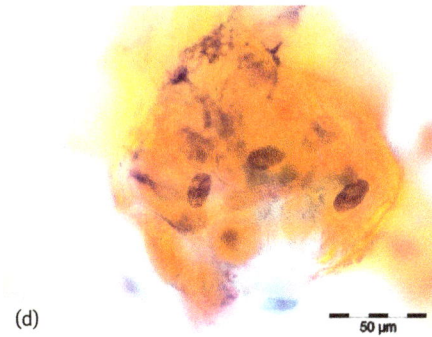

Abb. 6.13: Kleine atypische Zelle im Alveolarsaum (a). Die Kernoberfläche ist nicht mehr
glatt. Ungleich verteiltes Kernchromatin (b).
Kleine atypische Zelle mit leicht vergrößertem
Zellkern und ziegelrotem Zytoplasma (c).
Anisonukleosen, Kernpleomorphie und rötlich-
eosinophiles bis ziegelrotes Zytoplasma in einer
sog. Hornperle (d).

Bürstenbiopsie vom Alveolarsaum (Regio 38), 47 Jahre, Frau
Siehe Abb. 6.14 und Abb. 6.15.

Zytologisch: Dyskaryosen der mittleren und tiefen Epithelschicht. Histologische Abklärung.

Histologisch: Invasives, mäßig differenziertes verhorntes Plattenepithelkarzinom.

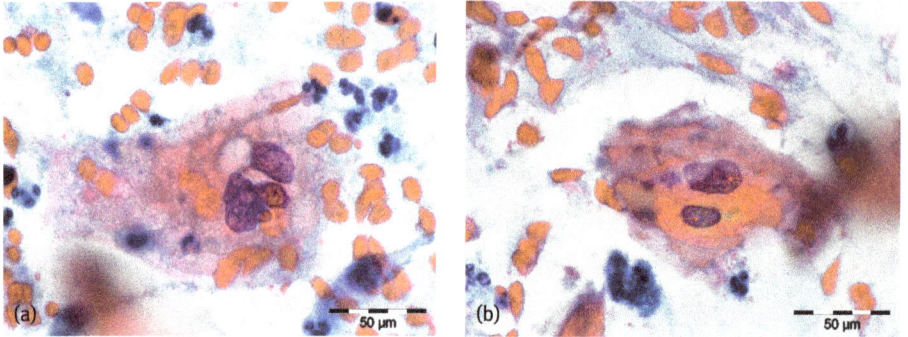

Abb. 6.14: Mehrkernige Tumorzelle mit einer deutlichen Kernpleomorphie (a). Atypische Zellen mit nicht runden, unterschiedlich großen Zellkernen, grobkörnigen Kernchromatin und ziegelrotem Zytoplasma (b).

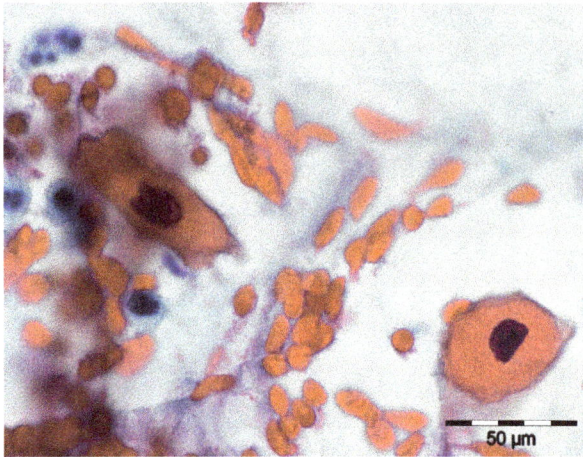

Abb. 6.15: Kleine atypische Zelle mit hyperchromatischem entrundetem Zellkern und kräftig rotem Zytoplasma.

Bürstenbiopsie von der Mundschleimhaut im Alveolarsaum, 66 Jahre, Mann
Siehe Abb. 6.16 und Abb. 6.17.

Zytologie: Positiv. Befund entspricht malignen Zellen.

Histologie: Mäßig differenziertes verhorntes Plattenepithelkarzinom.

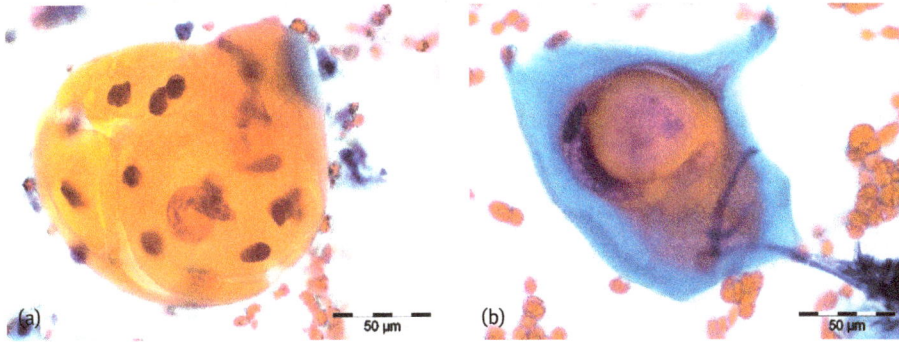

Abb. 6.16: Sog. Hornperle mit unterschiedlich großen Zellkernen und gelblichem Zytoplasma (a). Auffällige Epithelzelle mit sog. Hornperle und an den Rand gedrängten, deformierten Kernen (b).

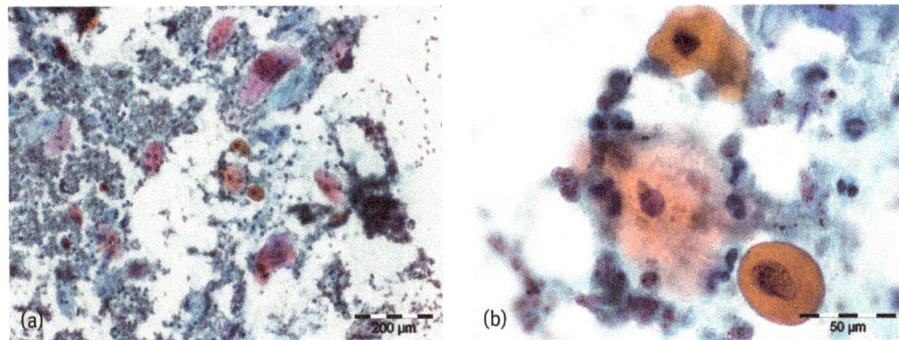

Abb. 6.17: Übersicht mit einer atypischen Zellgruppe (Bildmitte), kleinen auffälligen Zellen mit hyperchromatischem Kern und ziegelrotem Zytoplasma (a). Kleine atypische Zellen mit vergrößertem, unregelmäßig geformtem Zellkern und ziegelrotem Zytoplasma (b).

6.3.2.2 Lymphom

Bürstenbiopsie von der Gingiva (Regio 42–32), 26 Jahre, Mann

Klinisch: Seit 1 Monat schmerzhafte verruköse und ulzerierte blutende Stelle der Schleimhaut im Unterkiefer frontal vestibulär.

Zytologisch: Unklarer Befund. Gesamtzellbild spricht für eine ausgedehnte akute Entzündung. Maligne Zellen sind weder zu beweisen noch auszuschließen (Abb. 6.18).

Histologisch: EBV-assoziierte Lymphoproliferation mit Zeichen der latenten und lytischen Infektion unter dem Bild eines diffusen großzelligen B-Zell-Lymphoms.

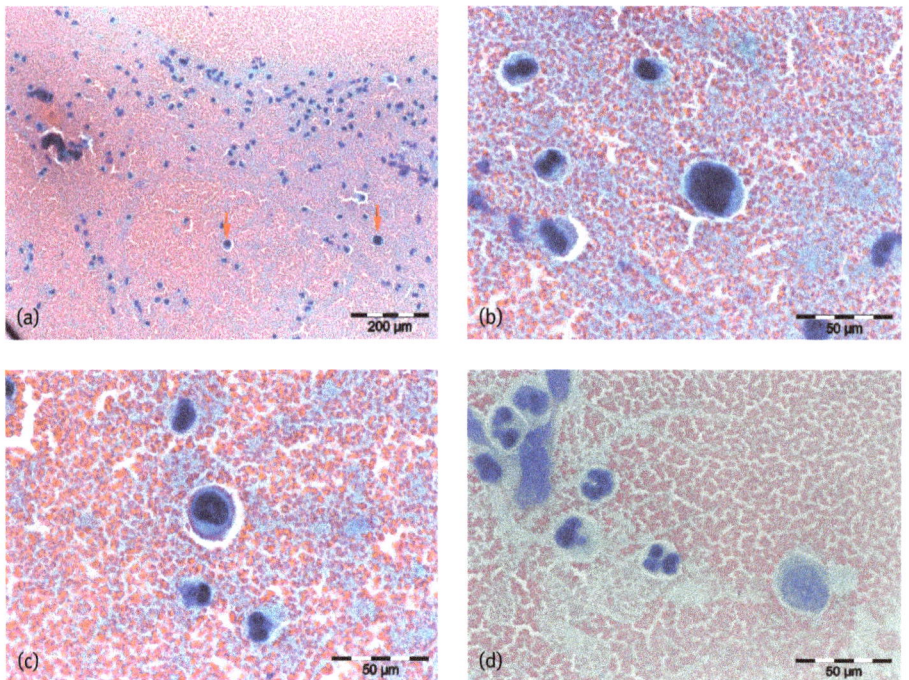

Abb. 6.18: Sehr blutreicher Ausstrich mit kleinen Lymphozyten, einzelnen größeren Zellen und amorphen Substanzen (a). Mittelgroße Zelle (Centrocyte-like cells) mit einem mittelbreiten, stark basophilem Zytoplasma, einem aufgelockerten Kern und Mikronukleoli (b). Selten große Zellen (Centroblast-like cells) mit verteilten Mikronukleoli und unscharfen Zellgrenzen. Mittelgroße und große Zentroblasten mit einem mittelbreiten, stark basophilem Zytoplasma, einem aufgelockerten Zellkern und Mikronukleoli (c, d).

6.4 Kieferwinkel – Retromolares Dreieck (Trigonum retromolare)

6.4.1 Malignome des Kieferkammes – Retromolares Dreieck

Bürstenbiopsie vom freiliegenden Knochen des Unterkiefers links, 45 Jahre, Mann

Klinische Angabe: Zustand nach Operation und Radiatio. Jetzt freiliegender Unterkieferknochen und klinischer Verdacht auf eine Radioosteonekrose.

Zytologie: Positiv. Befund entspricht malignen Zellen. (Plattenepithelkarzinom) (Abb. 6.19).

Histologie: Mäßig differenziertes, gering verhorntes Plattenepithelkarzinom.

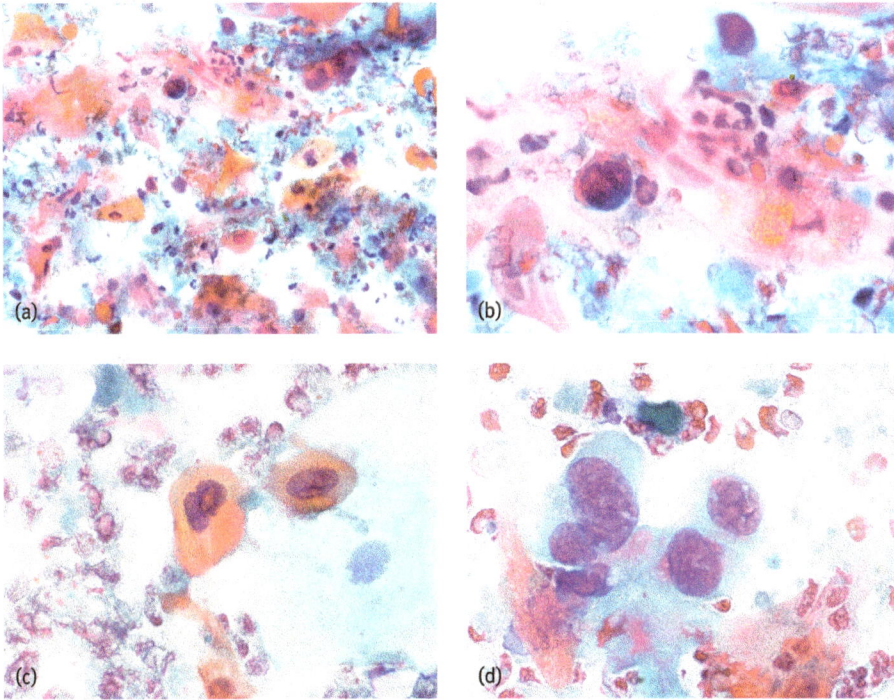

Abb. 6.19: Zellreicher Ausstrich. Kleine atypische Zellen mit vergrößerten, teilweise exzentrisch gelagerten Zellkernen, dichten Kernchromatin und ziegelrotem Zytoplasma, (a, b). Atypische Zellen mit unterschiedlich großen Zellkernen und ziegelrotem Zytoplasma (c). Variation der Zellkerngröße mit Kernhyperchromasie und entzündlichem Hintergrund (d).

Bürstenbiopsie vom Kieferkamm (Regio 26–28), 76 Jahre, Mann

Zytologisch: Verdacht auf Malignität. Histologische Abklärung angeraten (Abb. 6.20 und Abb. 6.21).

Histologisch: Gut- bis mäßig differenziertes verhorntes Plattenepithelkarzinom.

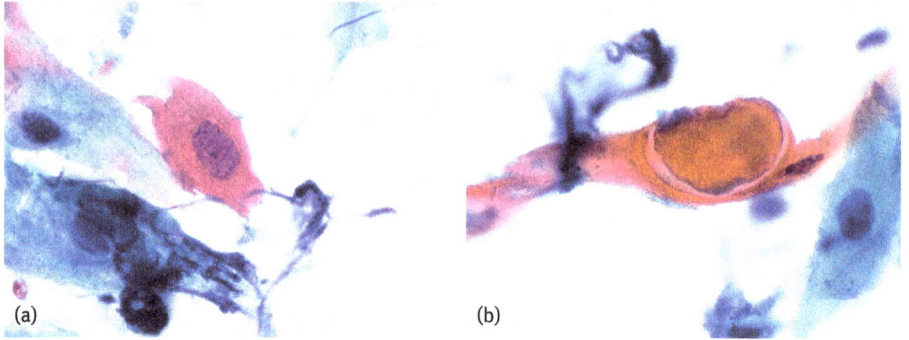

(a) (b)

Abb. 6.20: Dyskaryozyt der tiefen Epithelschicht. Vergrößerter hyperchromatischer Kern mit unregelmäßig gebuchteter Kernoberfläche und spitz ausgezogenem Zellrand (a). Atypische Zelle mit schmalem, an den Rand gedrängten Zellkern, purpurrotem Zytoplasma und einem großen ziegelroten vakuoligen Einschluss (Hornperle) im Zytoplasma (b).

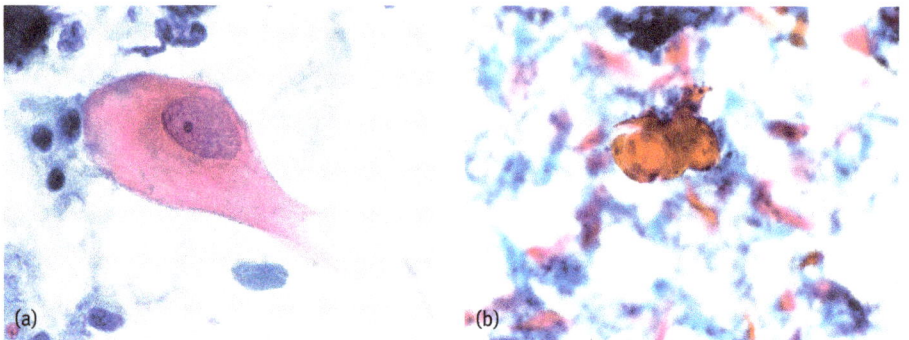

(a) (b)

Abb. 6.21: Pleomorphe atypische Zelle mit ausgezogenem Zellrand (a). Atypische Zellgruppe (möglicherweise zweier Hornperlen) mit ziegelrotem Zytoplasma und zwiebelschalenartigen Einschlüssen (b).

6.4.2 Ameloblastom

Die ameloblastischen Zellen (siehe Kap. 3.3.2) leiten sich vom ektodermalen inneren Schmelzepithel ab, bilden eine Schicht niedrig-säulenförmiger Zellen mit großen ovalen Kernen und noch nicht streng polarisierter Lagerung. Das Zytoplasma ist reich an freien Ribosomen und üblichem Organellensatz [11]. Diese Zellen haben einen Durchmesser von 4 bis 5 µm, eine Höhe von 25 µm und sind teilungsfähig. Sie entwickeln sich im zeitlichen Abstand wie die Odontoblasendifferenzierung und werden zu Präameloblasten. Aus einer lockeren kuboiden 3 bis 4 zelligen Schicht verdichten sich flache Zellen zum Stratum intermedium. Die Präameloblasten verlieren ihre Teilungsfähigkeit. Die Kerne wandern nach basal. Die Ameloblasten sezernieren die Proteine Enamelin und Amelogenin, welches durch Einlagerung von Salzen zu Hydroxylapatit mineralisiert und so den Zahnschmelz formt. Das den Schmelz vor dem Zahndurchbruch überziehende Epithel wird reduziertes Schmelzepithel. Aus den sekretorischen Ameloblasten werden resorbierende Ameloblasten mit becherförmigen Kernen. Die Zellen des Stratum intermedium verändern ihre Gestalt und Struktur, wandeln sich zu Saumepithelien, erlangen ihre Teilungsfähigkeit wieder und werden zu Basalzellen des Saumepithels (siehe Abb. 3.6).

Ein Ameloblastom ist ein lokal invasiv wachsender Tumor, der sich von der embryonalen Zahnanlage und den Ameloblasten ableitet und aus mesodermalen und ektodermalen Anteilen besteht [12].

Kieferwinkel

Mann, 62 Jahre. Klinisch: Seit einem Jahr bekannte Schwellung des Unterkiefers rechts unklarer Genese. Klinische Verdachtsdiagnose: Malignom des Unterkiefers (Rhabdomyosarkom) mit deutlicher Destruktion der Mandibula.

Zytologisch: Flach ausgebreitete unauffällige Superfizialzellen und Intermediärzellen. Mehrfach Verbände kleiner ameloblastenähnlicher Zellen mit teilweise Kernüberlagerung und blass-bläulich bis rauchgrauem Zytoplasma, die von homogenen amorphen Substanzen umgeben werden. Mehrkernige Riesenzellen werden nicht gefunden (Abb. 6.22).

Zytologie: Zweifelhaft. Histologische Abklärung.

Histologie: Ameloblastom.

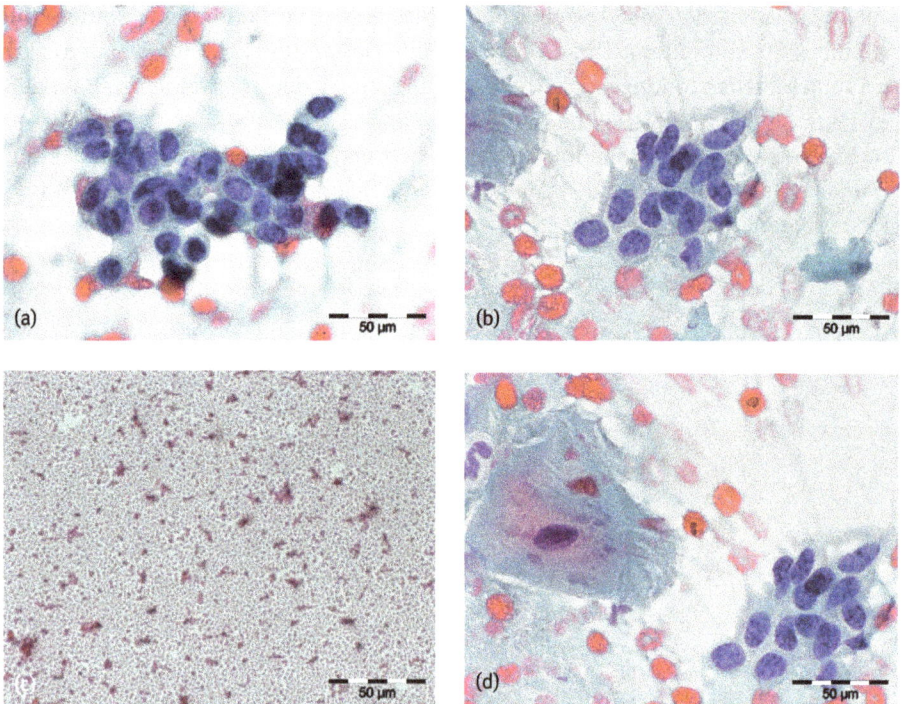

Abb. 6.22: Kleine Zellverbände mit ameloblastenähnlichen Zellen (a), flach ausgebreiteten Gruppen länglich-ovaler Zellen und ovalen Kernen. Unregelmäßig verteiltes Kernchromatin und rauchgraues Zytoplasma (b). Reichlich homogene amorphe Substanzen (c), in denen kleine auffällige Zellgruppen liegen (d).

6.4.3 Adenokarzinome

Retromolar

Bürstenbiopsie vom retromolarem Dreieck (Regio 1.8). 76 Jahre, Mann (Abb. 6.23).

Klinisch: Nach ambulanter Zahnextraktion von 1.7 granulierende Wundheilung. Überweisung in die Kieferchirurgie. In der Extraktionsalveole 1.7 besteht eine suspekte, exophytische und ulzeröse Neubildung. Bürstenbiopsie aus Regio 1.8 (Abb. 6.24).

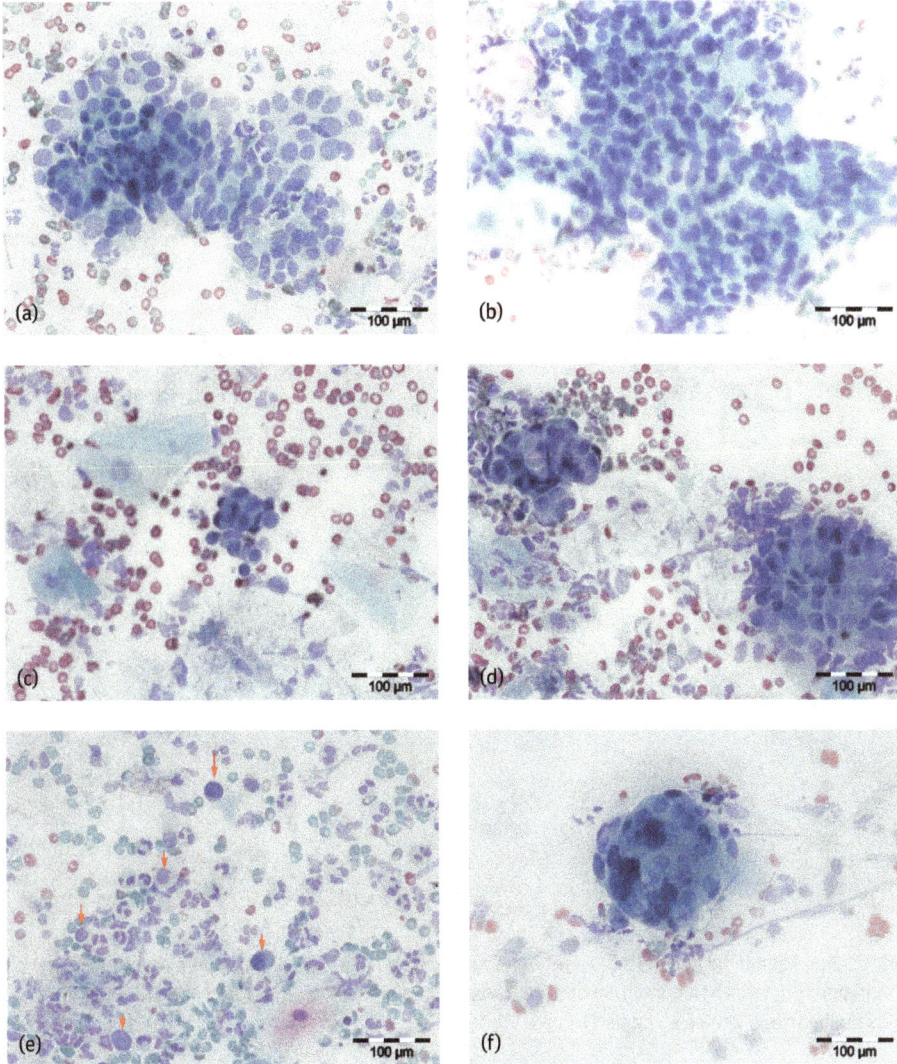

Abb. 6.23: Kleine flach ausgebreitete atypische Zellgruppen (a, b). Atypische Zellen in räumlicher Lagerung mit vergrößerten, teilweise hyperchromatischen Zellkernen und reichlich Blutbestandteile (c, d). Einzeln liegende auffällige Zellen (Pfeile) (e) und kugelförmiger atypischer Zellverband (f).

Zytologie: Dringender Verdacht auf Malignität.

Histologie: Adenoid-zystisches Karzinom, die Schleimhaut infiltrierend.

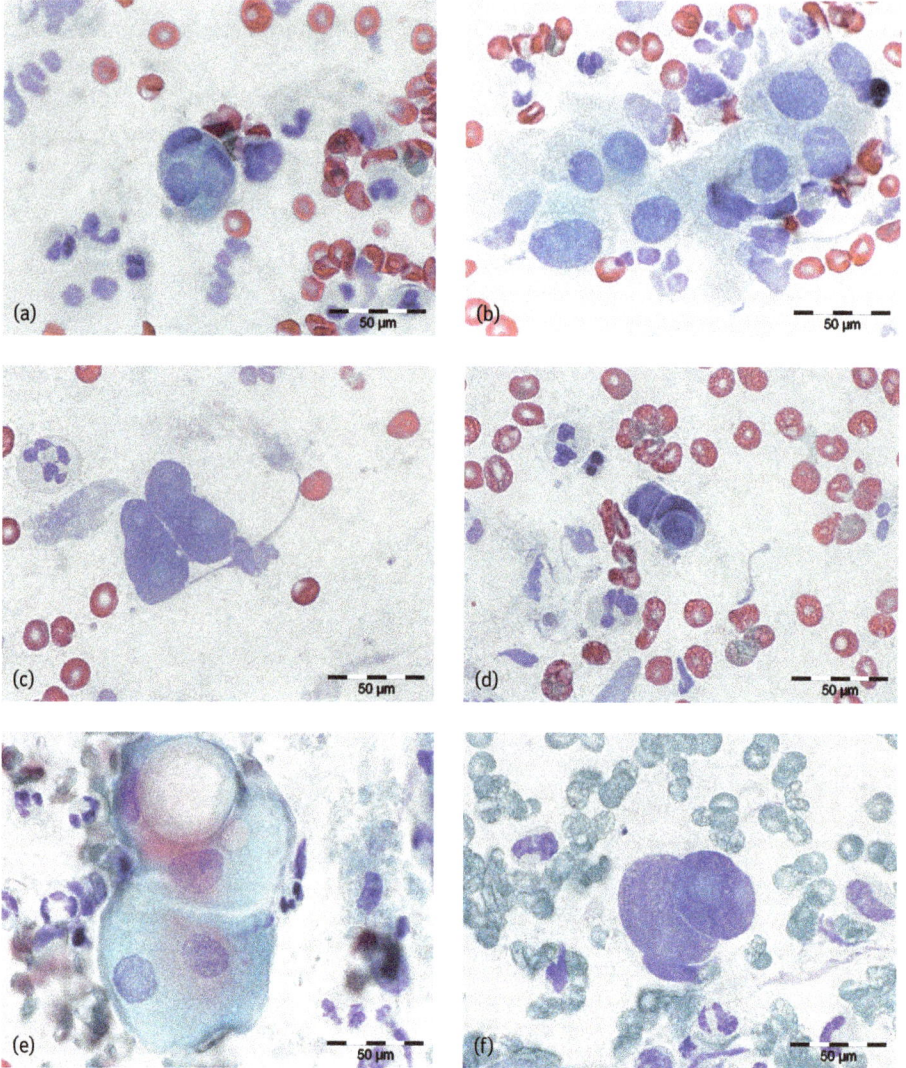

Abb. 6.24: Räumliche gelagerten, angedeutet adenoid und papilläre Zellgruppen. Atypische Zellen mit hyperchromatischen Kernchromatin, teilweise vakuoligem Zytoplasma und angedeuteter zwiebelschalenartiger Zelllagerung (a–f).

6.5 Wangenschleimhaut – Planum buccale

6.5.1 Dyskaryosen

Bürstenbiopsie vom Planum buccale links, 70 Jahre, Frau
Siehe Abb. 6.25.

Klinische Vorbefunde: Zustand nach Zungenkarzinom-Operation 1998, Wangenkarzinom-Operation 2007 und Bestrahlung. Jetzt besteht eine Leukoplakie.

Zytologie: Dyskaryosen der oberflächlichen und mittleren Epithelschicht.

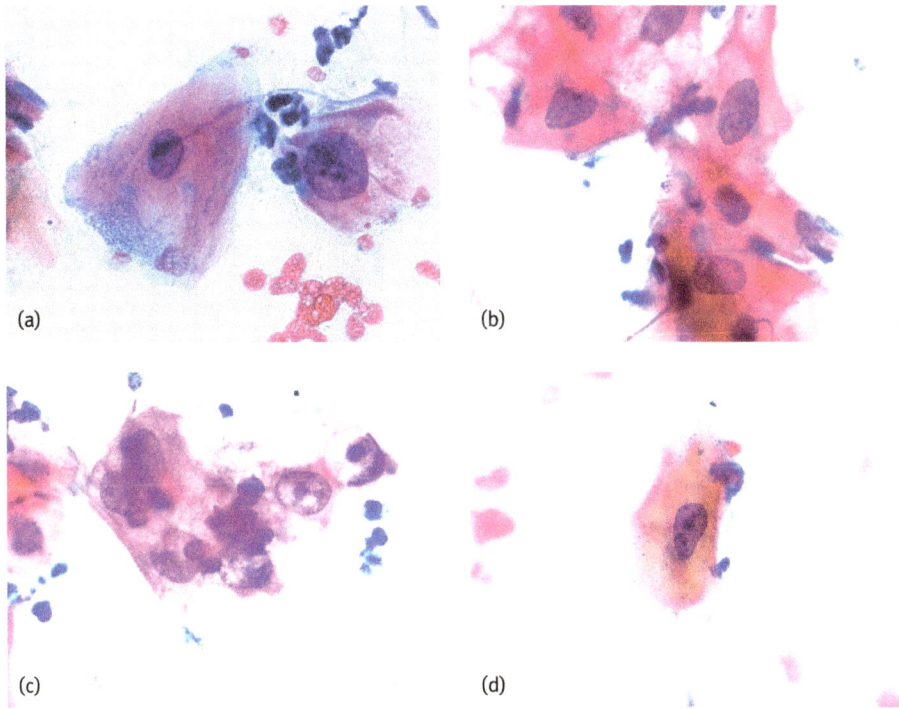

Abb. 6.25: Mehrfach auffällige Zellen mit vergrößerten Zellkernen, groben Kernchromatinstrukturen und kräftig rötlich-eosinophilem Zytoplasma (a–d).

Bürstenbiopsie vom Planum buccale rechts, 67 Jahre, Mann
Siehe Abb. 6.26.

Zytologie: Zweifelhaft. Verdacht auf eine squamöse intraepitheliale Neoplasie (SIN).

Histologie: Leukoplakie mit einer Dysplasie des Plattenepithels.

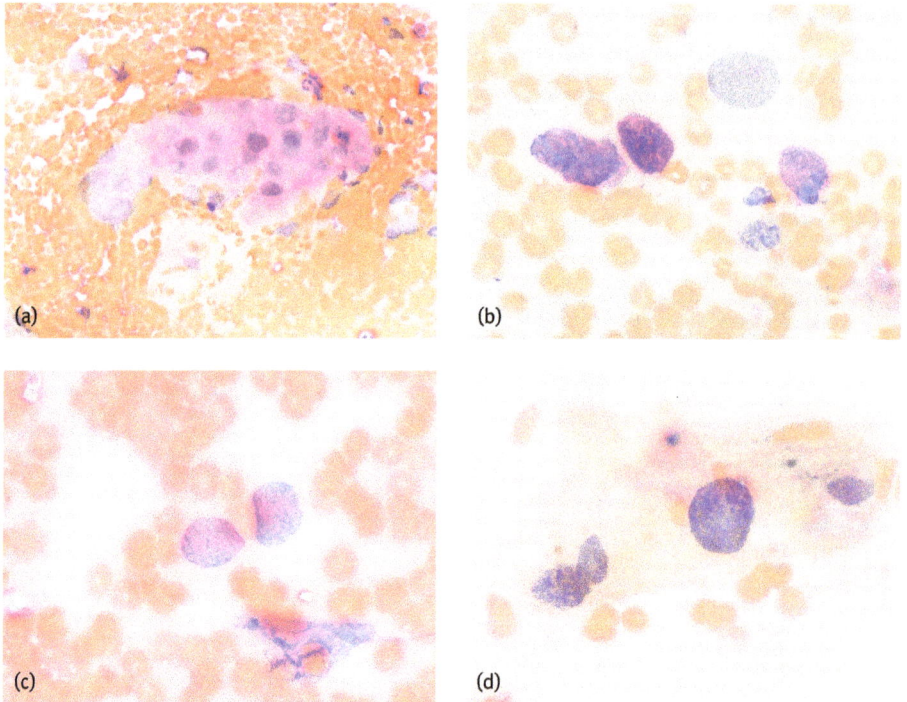

Abb. 6.26: Kleiner auffälliger Plattenepithelverband (a). Einzeln liegende auffällige Zellen mit vergrößerten Zellkernen, unregelmäßiger und teilweise gebuchteter Kernoberfläche, feinkörnigem Kernchromatin und schmalem Zytoplasmasaum (b–d).

6.5.2 Malignome

Bürstenbiopsie vom Planum buccale links, 38 Jahre, Mann
Siehe Abb. 6.27.

Zytologie: positiv. Maligne Zellen (Verdacht auf ein verhorntes Plattenepithelkarzinom).

Histologie: Plattenepithelkarzinom.

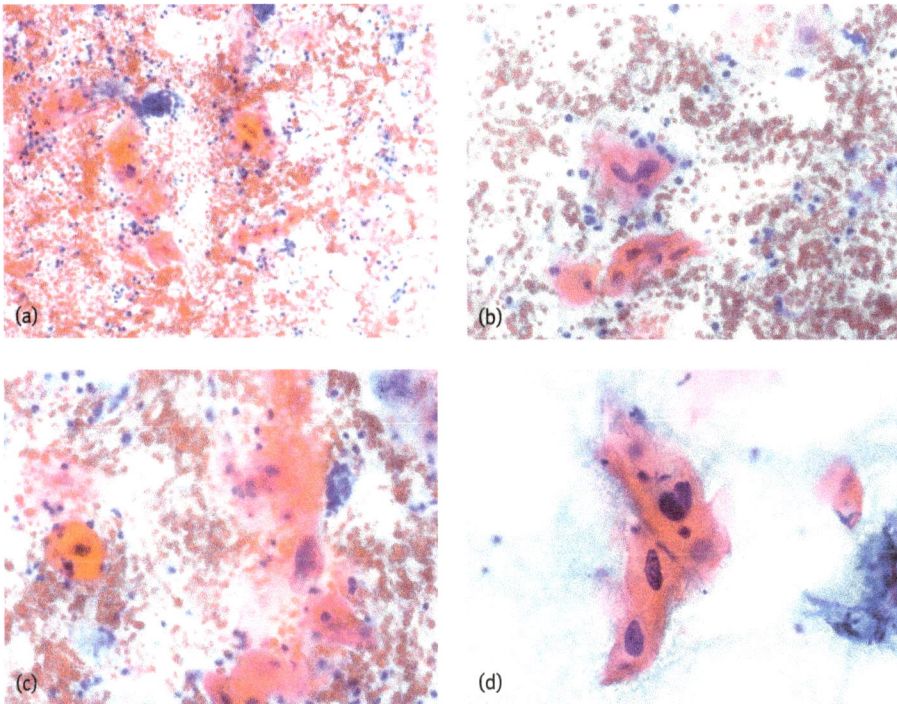

Abb. 6.27: Atypische Zellen mit deutlich vergrößerten, teils nicht runden und teils hyperchromatischen Zellkernen (a–c). Verklumpung des Kernchromatins und ziegelrotes Zytoplasma (d).

Bürstenbiopsie vom Planum buccale links, 62 Jahre, Mann

Seit ca. 5 Wochen wurde vom Patienten eine Schleimhautveränderung bemerkt.

Klinisch: Verruköse, inhomogene Ulzeration der Wangeninnenseite links (Abb. 6.28).

Zytologie: Positiv. Bild einer squamösen intraepithelialen Neoplasie (SIN). Baldige histologische Abklärung.

Histologie: Gut differenziertes, teilweise verhorntes Plattenepithelkarzinom.

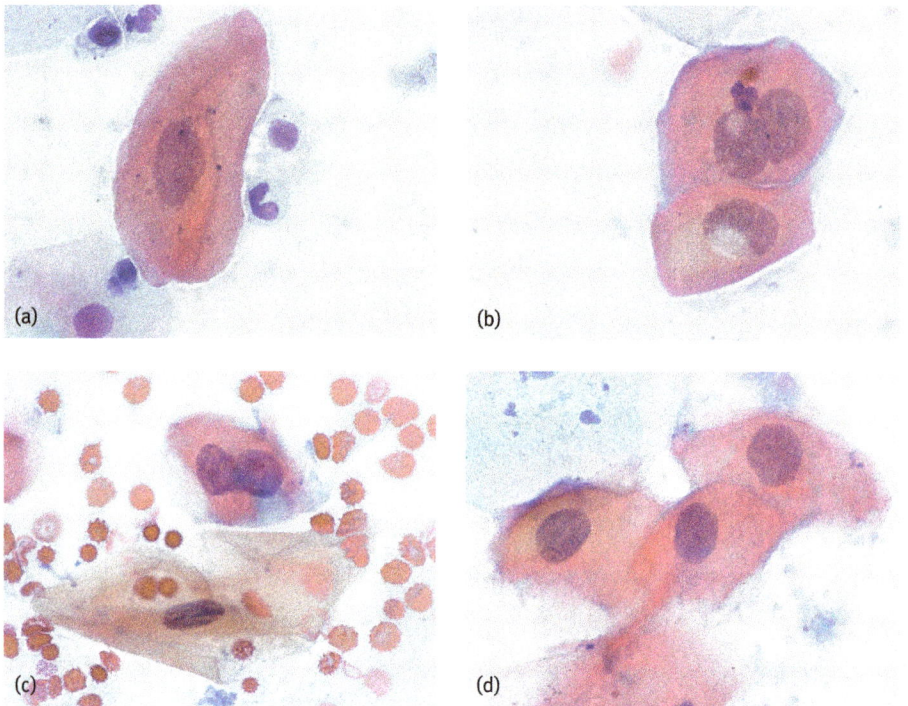

Abb. 6.28: Auffällige Zellen mit gestörter Kern-Plasma-Relation (a). Die Dyskaryosen haben vergrößerte, gering nicht runde Zellkerne, ungleich verteiltes Kernchromatin und rötliches Zytoplasma (d).

Bürstenbiopsie vom Planum buccale links, 56 Jahre, Mann
Siehe Abb. 6.29.

Klinisch: Vom Zahnarzt längere Zeit beobachtete Schleimhautulzeration.

Zytologie: Positiv. Maligne. Baldige histologische Abklärung. Herd primär in toto entfernen.

Histologie: Gut differenziertes Plattenepithelkarzinom.

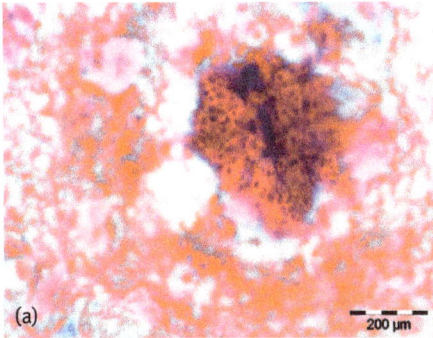

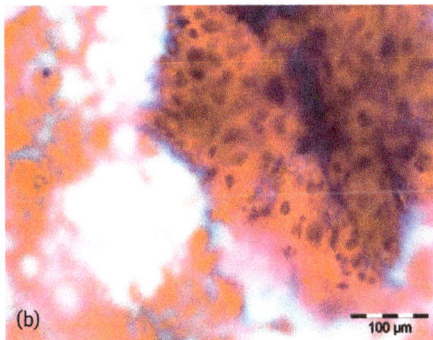

Abb. 6.29: Mehrschichtiger Plattenepithelverband mit atypischen Zellen und Anisonukleose. Dicht liegende unterschiedlich große Zellkerne und ziegelrotes Zytoplasma (a, b).

Bürstenbiopsie vom Planum buccale rechts (Regio 4.7), 76 Jahre, Mann
Siehe Abb. 6.30.

Seit sechs Monaten Veränderung im Mund bemerkt.

Klinisch: Gemischtfarbene, verruköse, schmerzhafte und blutende Ulzeration im Planum buccale rechts (Regio 4.7).

Zytologie: Einzelne Dyskaryosen der oberflächlichen und mittleren Epithelschicht bei bluthaltigen Ausstrichen. Baldige zytologische Kontrolle.

Histologie: Gut differenziertes, minimal verhornendes Plattenepithelkarzinom auf dem Boden einer hochgradigen intraepithelialen Neoplasie (SIN III).

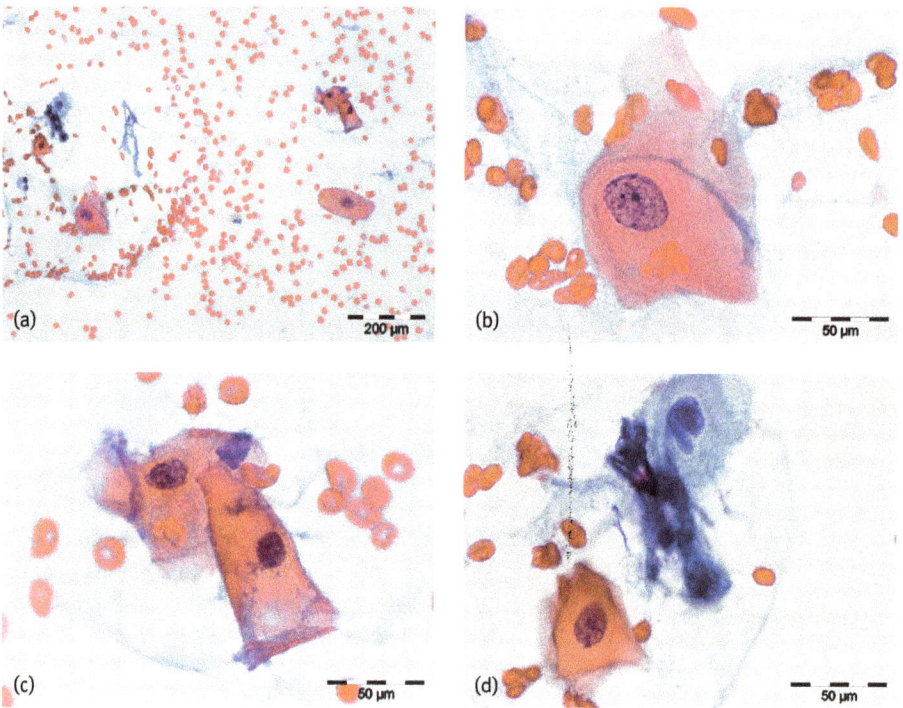

Abb. 6.30: Einzelne Dyskaryosen mit ungleich verteiltem Kernchromatin (a). Die auffälligen Zellen haben eine unterschiedlich dicke Kernmembran, kräftig rotes Zytoplasma und teilweise ausgezogene Zellränder (b–d).

Bürstenbiopsie vom Planum buccale, 47 Jahre, Mann
Siehe Abb. 6.31.

Klinisch: Weiße verruköse Schleimhautveränderung im Planum buccale ohne Symptome.

Zytologie: Zweifelhaft. Dyskaryosen des Plattenepithels mit Verdacht auf eine SIN. Histologische Abklärung empfohlen. Der Herd sollte primär in toto entfern werden.

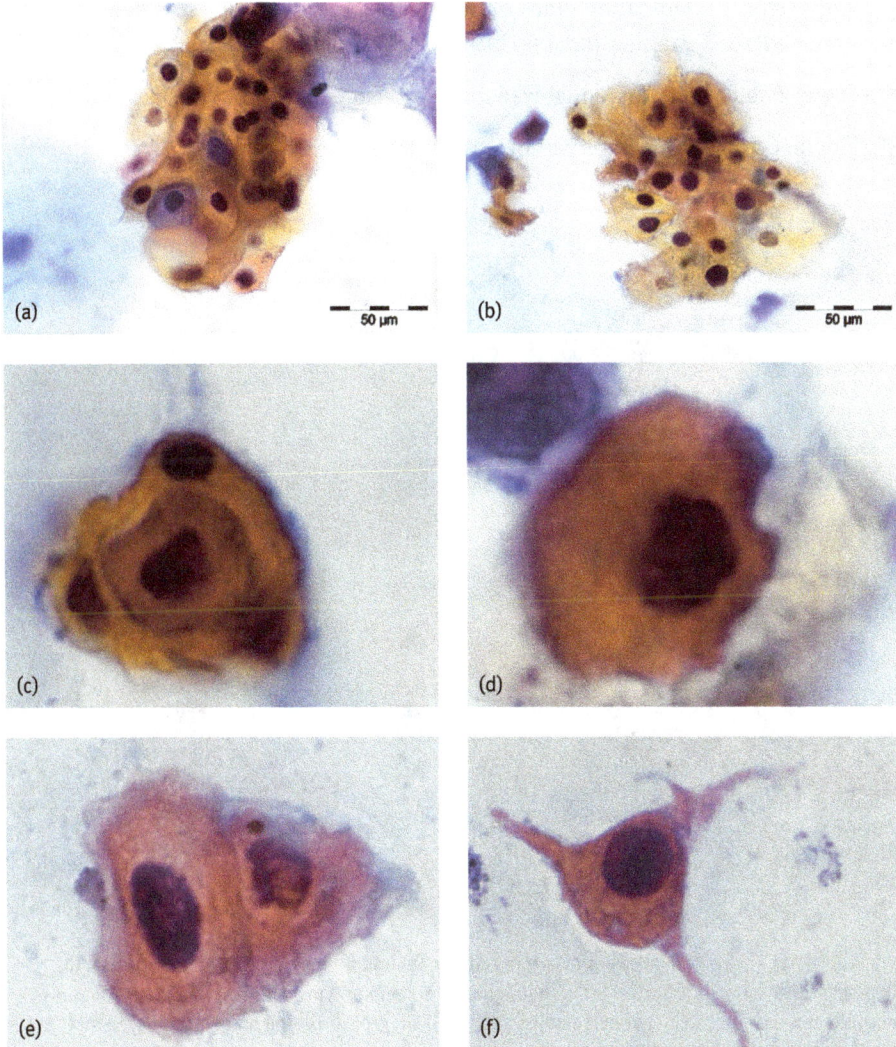

Abb. 6.31: Kleinere Verbände atypischer Zellen mit hyperchromatischen, leicht vergrößerten Zellkernen, angedeuteten perinukleären Zytoplasmaaufhellungen und rötlich-eosinophilem bis gelblich-orangeophilem Zytoplasma (a, b). Einzeln liegende kleine Zellen mit leicht vergrößerten hyperchromatischen Zellkernen und rotem Zytoplasma (c–f).

Histologie: Plattenepitheliales Carcinoma in situ (squamöse intraepitheliale Neoplasie; SIN III) Der immunhistochemische Befund (p16-Überexpression) verstärkt den Verdacht, dass es sich um Veränderungen auf dem Boden einer Infektion mit humanen Papillomaviren (mutmaßlich high-risk-Viren) handelt.

Bürstenbiopsie vom Planum buccale rechts, 76 Jahre, Frau
Siehe Abb. 6.32.

Zur Vorgeschichte: Operation eines Plattenepithelkarzinoms des Oberkiefers rechts und eine Radiatio (Strahlentherapie) bis vor sechs Monaten.

Zytologie: Zweifelhaft. Malignität weder zu beweisen noch sicher auszuschließen.

Histologie: Gut differenziertes verhorntes Plattenepithelkarzinom.

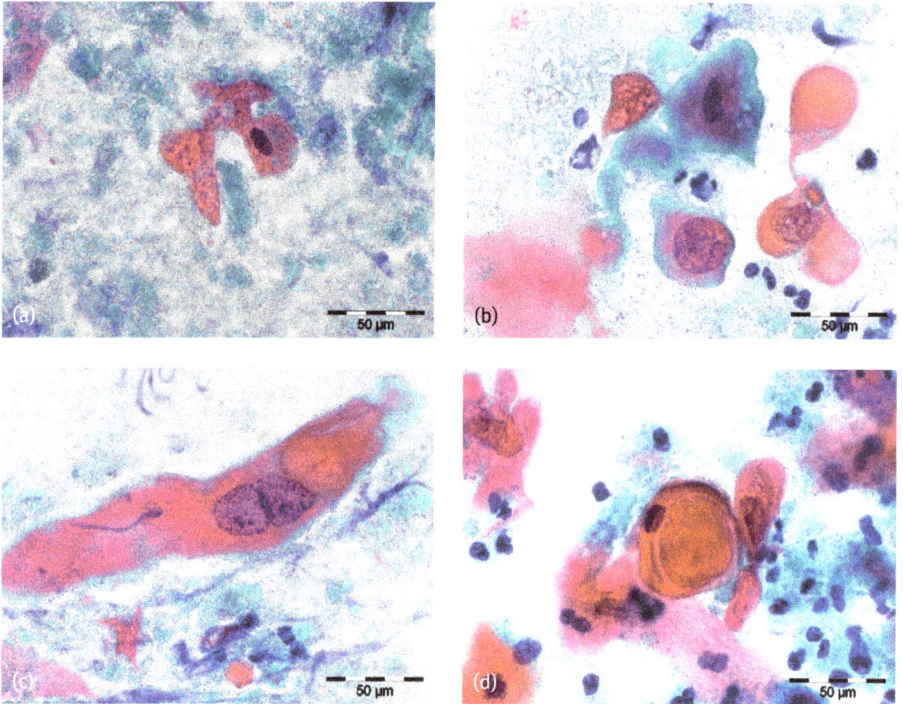

Abb. 6.32: Atypische Zelle mit vergrößertem Zellkern (a) und grob verteiltem Kernchromatin (b). Atypische Zelle mit vergrößerten Zellkernen, grobkörnigem Kernchromatin, einer Zytoplasmapolymorphie und eosinophilem Zytoplasmaeinschluss (c). Ein großer Zytoplasmaeinschluss verdrängt den Zellkern an den Zellrand (d).

6.6 Harter Gaumen

6.6.1 Dyskaryosen

Bürstenbiopsie vom harten Gaumen (Regio 1.8), 70 Jahre, Frau
Siehe Abb. 6.33.

Aus der Vorgeschichte Operation eines Plattenepithelkarzinoms des Oberkiefers bekannt.

Zytologie: Dyskaryosen der oberflächlichen und mittleren Epithelschicht. Verlaufskontrolle.

Histologie: Geringgradige Dysplasie des Plattenepithels.

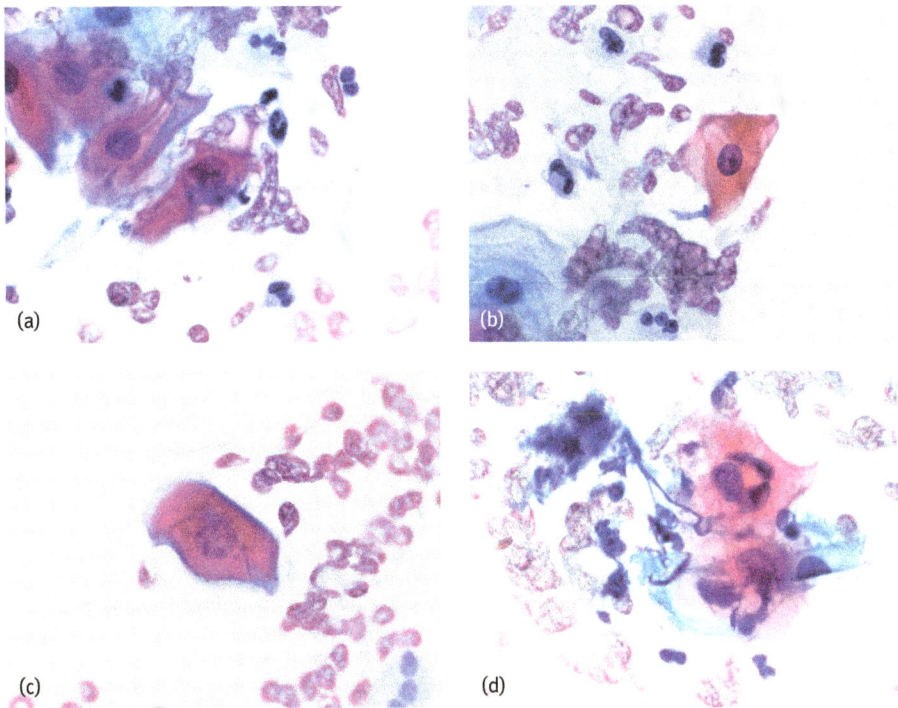

Abb. 6.33: Dyskaryosen des Plattenepithels mit Kernhyperchromasie und feinkörnigem Chromatinstrukturen (a–c). Auffällige Zelle mit vergrößertem, teilweise gering entrundeten, exzentrisch gelagertem Zellkern und rötlichem Zytoplasma (d).

Bürstenbiopsie vom harten Gaumen (Regio 12), 63 Jahre, Frau
Siehe Abb. 6.34.

Zytologie: Dyskeratosen der oberflächlichen und mittleren Epithelschicht. Verdacht auf eine SIN. Histologische Abklärung.

Histologie: Plattenepithelhyperplasie und Dyskeratose (Reizakanthom).

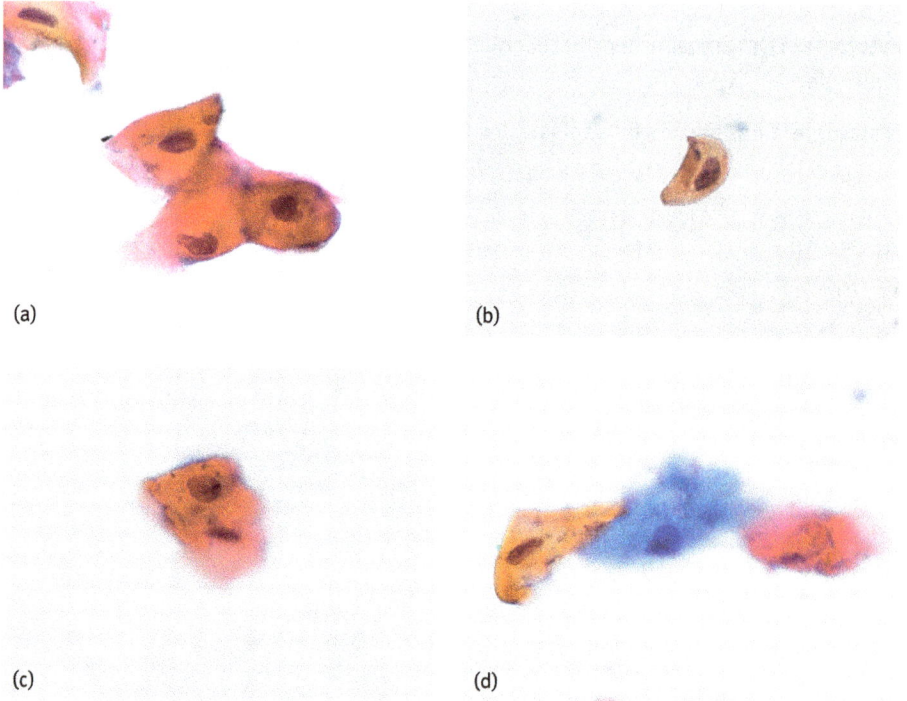

(a)

(b)

(c)

(d)

Abb. 6.34: Kleine auffällige Plattenepithelien mit leicht vergrößerten, teilweise etwas entrundeten Zellkernen, kräftig angefärbten Kernchromatin und rötlichem Zytoplasma. Einzelne angedeutete Kerneinbuchtungen, leichte Chromatinverdichtungen, fetzig ausgezogene Zellränder und peri-nukleäre Aufhellungen des Zytoplasmas (a–d).

6.6.2 Karzinome

Bürstenbiopsie vom harten Gaumen, 62 Jahre, Mann
Siehe Abb. 6.35.

Zytologie: positiv. Malignitätsverdächtig. Dringende histologische Abklärung.

Histologie: Ausgedehntes gering differenziertes Plattenepithelkarzinom im Gaumen paramedian links.

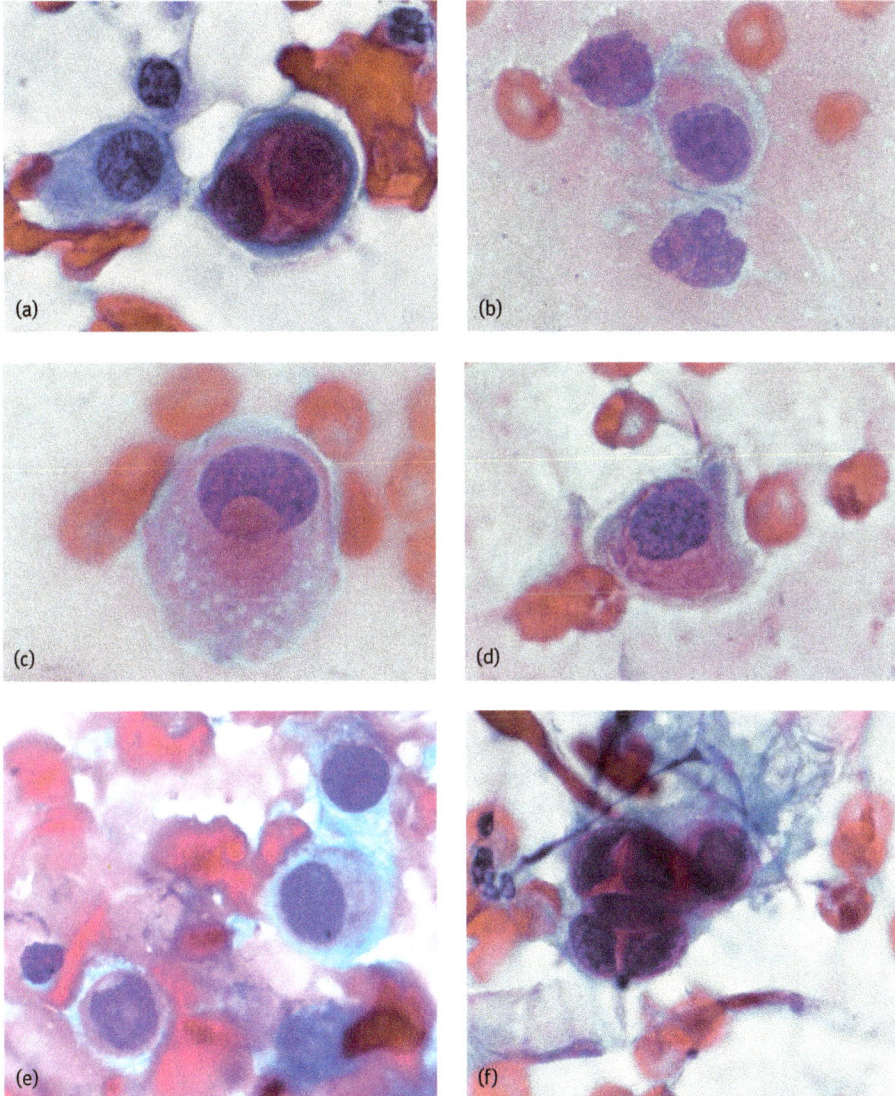

Abb. 6.35: Unterschiedlich geformte atypische Zellen mit einer gestörten Kern-Plasma-Relation zu Gunsten des Kerns (a, b). Zellen mit einer Kernpolymorphie, unregelmäßig gebuchteter Kernoberflächen und Kernhyperchromasie (c–f).

6.6.3 Adenokarzinome

Bürstenbiopsie vom harten Gaumen links, 41 Jahre, Frau
Siehe Abb. 6.36.

Zytologie: Zweifelhaft.

Histologie: Adenoid-zystischer Tumor.

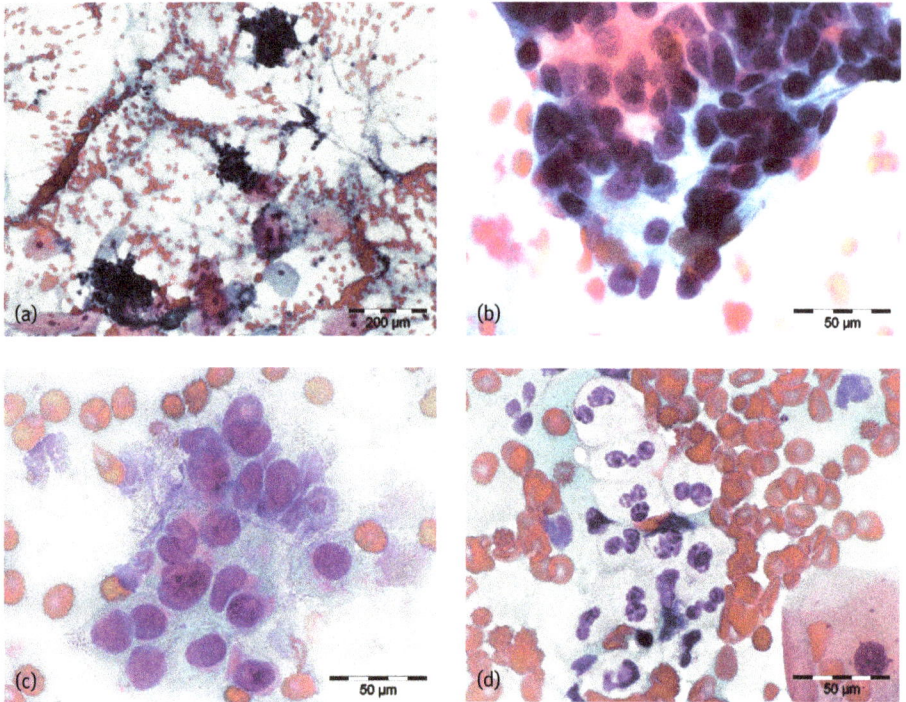

Abb. 6.36: Einzelne flach ausgebreiteten Gruppen atypischer Zellen mit angedeutet adenoiden Strukturen (a, b). Atypische Zellen mit gering vergrößerten, exzentrisch gelagerten Zellkernen, aufgelockerten Chromatinstrukturen und wasserhellen Zytoplasma (c, d).

Gleicher Fall, acht Jahre später, nach Operation und Bestrahlung des adenoiden Tumors, 49 Jahre, Frau

Klinisch: Monströses Tumor-Rezidiv des linken Gesichtsschädels (Abb. 6.37).

Zytologie: Positiv. Maligne adenoide Zellen.

Histologie: Keine Histologie. Keine Probeexzision möglich.

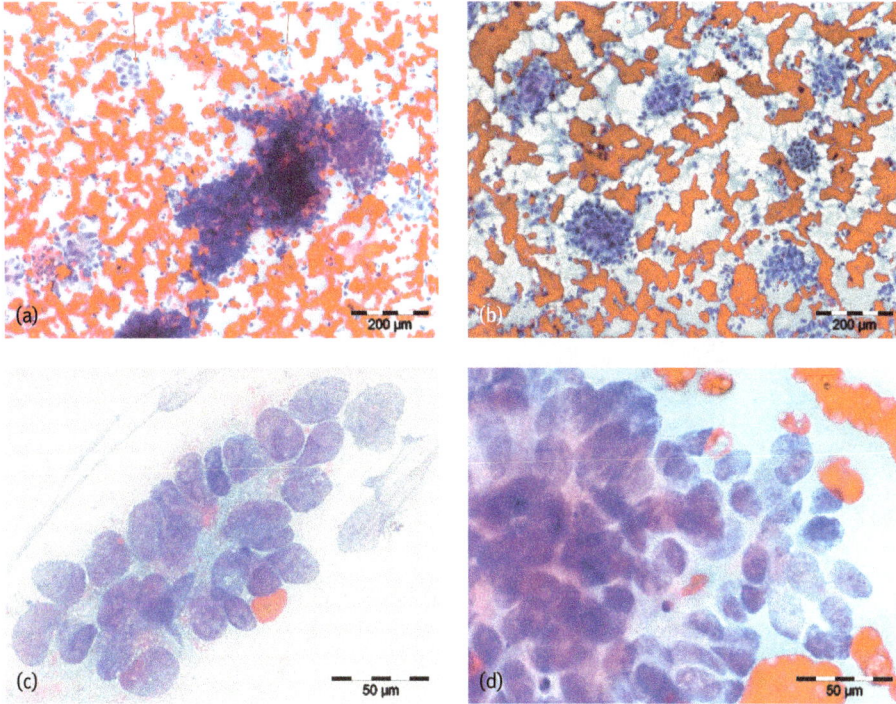

Abb. 6.37: Atypische Zellverbände im Ausstrich des adenoiden Tumors (Abb. 6.36) acht Jahre nach Operation und Bestrahlung. Jetzt stellen sich zahlreiche unterschiedlich große, teils verzweigte atypische adenoide Zellgruppen dar mit vergrößerten, anisomorphen und hyperchromatischen Zellkernen neben reichlich Blut und Zelldetritus (a–d).

6.7 Weicher Gaumen – Tonsillen

6.7.1 Dyskaryosen

Bürstenbiopsie vom weichen Gaumen, 62 Jahre, Frau
Siehe Abb. 6.38.

Klinisch: Suspekte stippchenförmige Schleimhautveränderungen am weichen Gaumen.

Zytologie: Zweifelhaft. Dyskaryosen der oberflächlichen und mittleren Epithelschicht.

Histologie: Epitheldysplasie mit einem Carcinoma in situ.

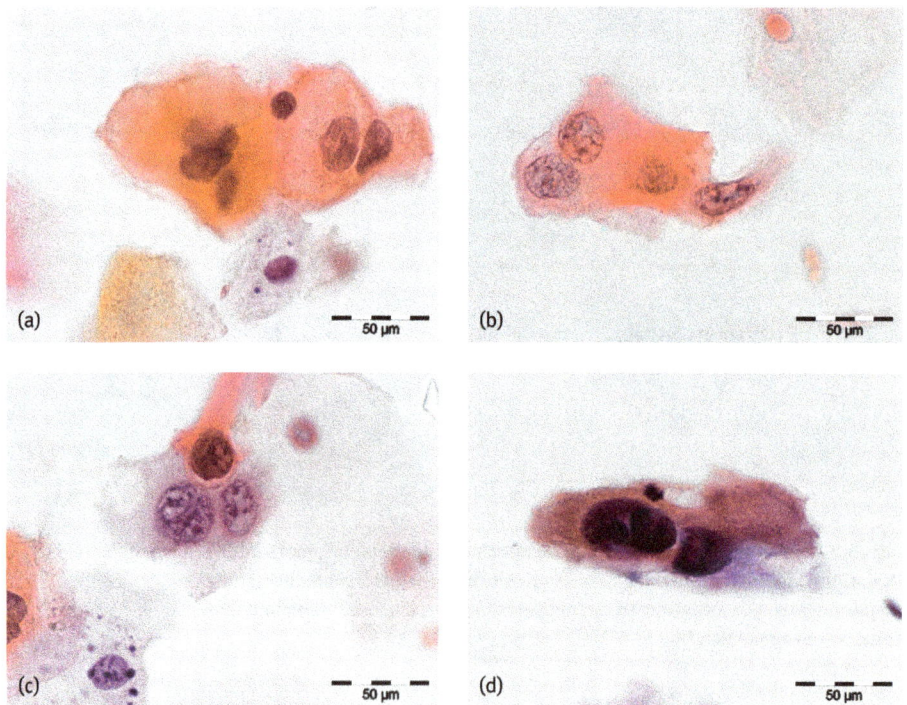

Abb. 6.38: Auffällige flach ausgebreitete Plattenepithelien mit vergrößerten, unterschiedlich großen, teilweise nicht runden Zellkernen und groben Chromatinstrukturen (a-d).

Bürstenbiopsie von der Uvula, 64 Jahre, Frau
Siehe Abb. 6.39.

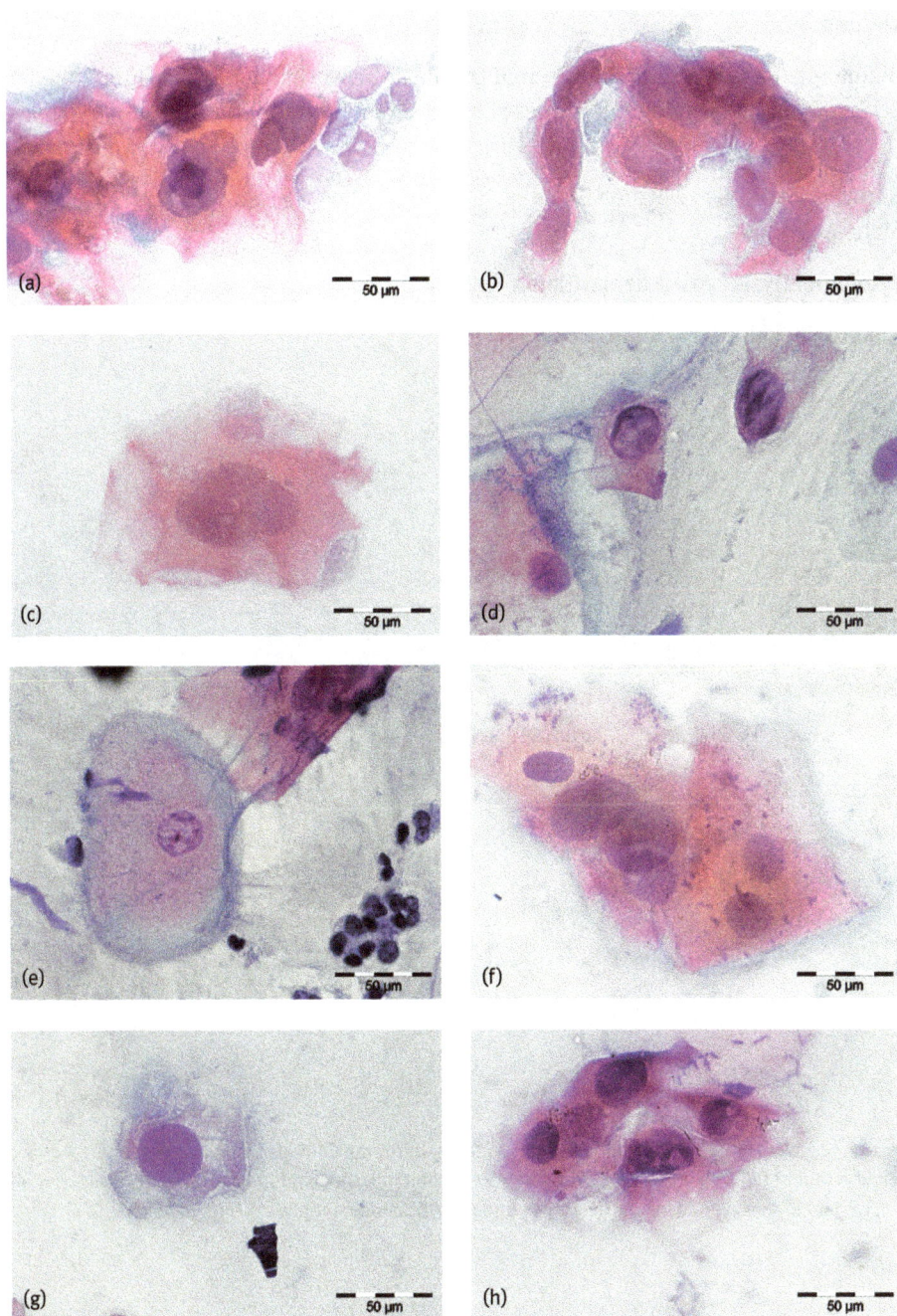

Abb. 6.39: Auffällige Zellen mit vergrößerten unterschiedlich großen, teilweise nicht runden Zellkernen und ungleich verteiltem Kernchromatin (a–e). Vereinzelt Zellen mit Kernüberlagerungen und pseudoeosinophilem Zytoplasma (f–h).

Klinisch: Flache weiße Schleimhaut mit einem suspekten Ulcus am Uvularand.

Zytologie: Dyskaryosen der oberen und mittleren Epithelschicht. Histologische Abklärung.

Histologie: Reaktive Epithelhyper- und Dysplasie bei vorhandener Virusinfektion der Schleimhaut (morphologisch Herpes-simplex-Virus-Infektion).

Bürstenbiopsie vom weichen Gaumen, 77 Jahre, Mann
Siehe Abb. 6.40.

Zytologie: Dyskaryosen der mittleren Epithelschicht.

Histologie: keine Histologie

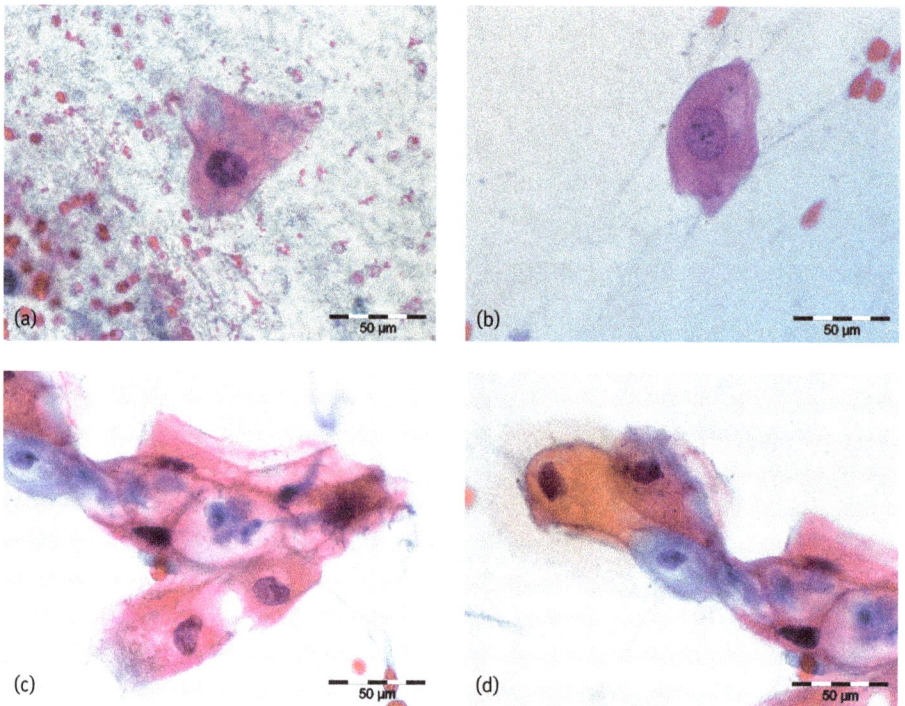

Abb. 6.40: Wenige einzeln liegende Dyskaryosen der mittleren Epithelschicht mit vergrößerten, leicht entrundeten Zellkernen (a, b). Auffällige Zellen mit teilweise kräftig angefärbtem Kernchromatin, perinukleären Zytoplasmaaufhellungen und teils rötlich-eosinophilem Zytoplasma (c–d).

Bürstenbiopsie vom weichen Gaumen, 53 Jahre, Mann

Siehe Abb. 6.41.

Klinisch: Seit ca. 6 Monaten eine symptomlose, weiße, verruköse Veränderung am weichen Gaumen.

Zytologisch: Dyskaryosen der oberflächlichen und mittleren Epithelschicht. Kurzfristige Kontrolle angeraten.

Histologie: Keine Histologie.

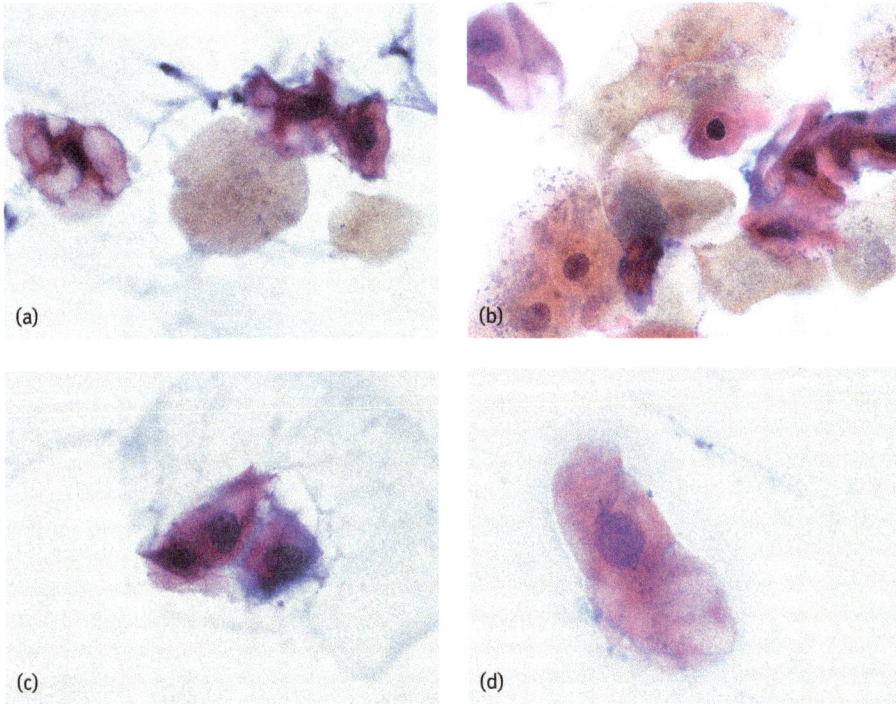

Abb. 6.41: Kleine auffällige Plattenepithelien (a) mit hyperchromatischen Zellkernen und kräftig rötlichem Zytoplasma (b). Unregelmäßig verteiltes, feinkörniges Kernchromatin (c, d).

6.7.2 Plattenepithelkarzinome

Bürstenbiopsie vom weichen Gaumen, 61 Jahre, Mann
Siehe Abb. 6.42.

Zytologisch: Maligne Zellen. Histologische Abklärung.

Histologie: Plattenepithelkarzinom.

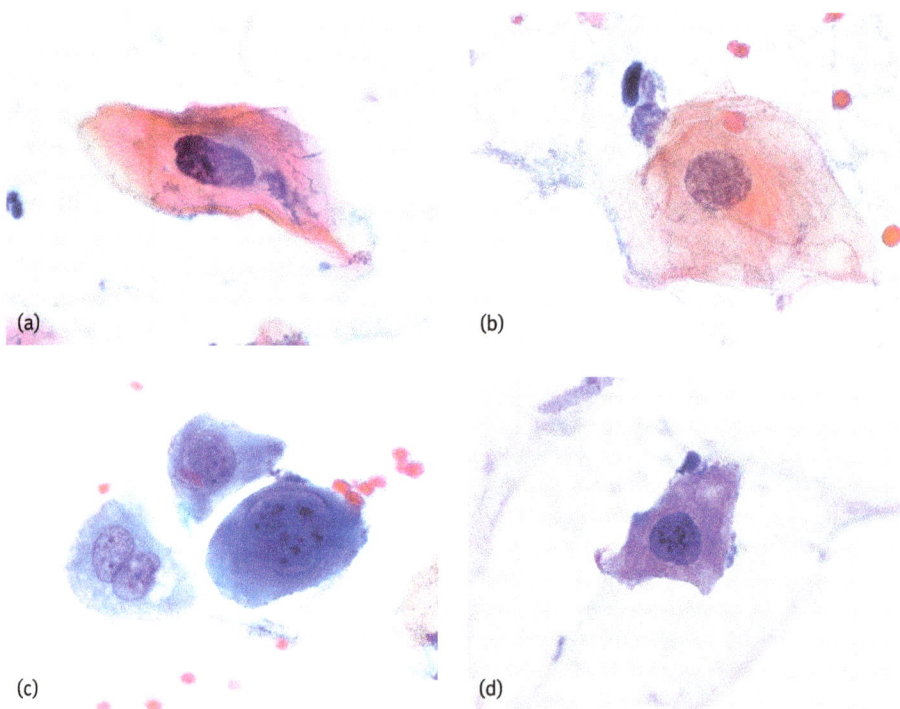

Abb. 6.42: Dyskaryotische Zellen der oberflächlichen, mittleren und tiefen Epithelschicht. Rötliches Zytoplasma (a, b). Unregelmäßig vergrößerte Zellkerne. Gefurchte Kernoberfläche. Verklumptes Kernchromatin. Spitz ausgezogene Zytoplasmaränder (c, d).

Bürstenbiopsie von der Tonsille links, 46 Jahre, Mann
Siehe Abb. 6.43 und Abb. 6.44.

Klinisch: Tiefe Ulzeration der Tonsille links, leicht blutend.

Zytologie: Positiv. Verdacht auf Malignität. Histologische Abklärung.

Histologie: Gering differenziertes, gering verhorntes Plattenepithelkarzinom.

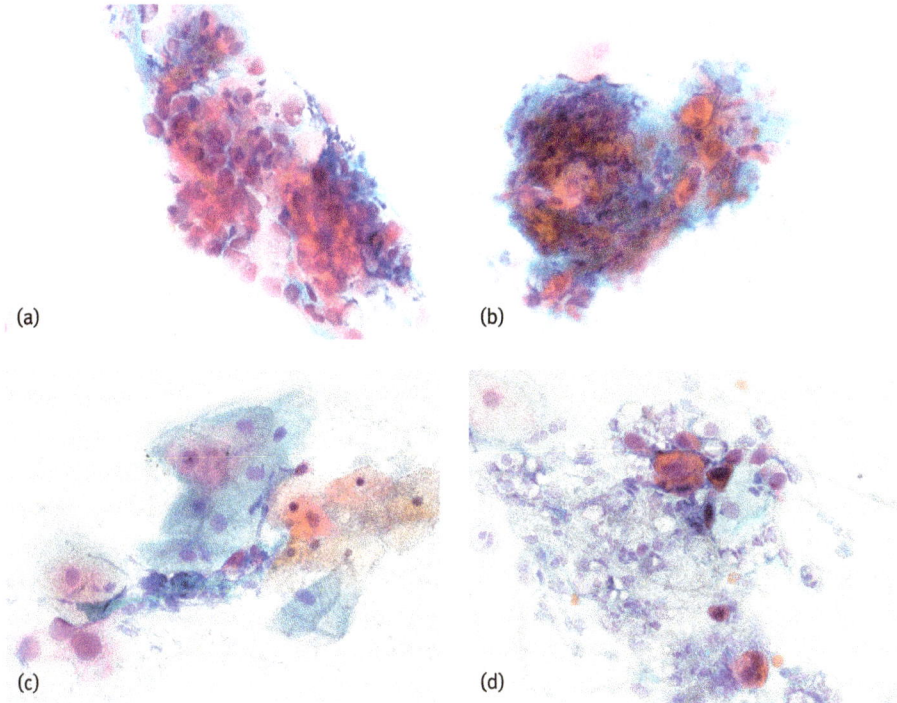

(a)

(b)

(c)

(d)

Abb. 6.43: Kleine Zellverbände mit atypischen Zellen mit rötlichem Zytoplasma (a, b). Atypische Zellen mit deutlich vergrößerten, unregelmäßig geformten Zellkernen (c, d).

(a)

(b)

(c)

(d)

(e)

(f)

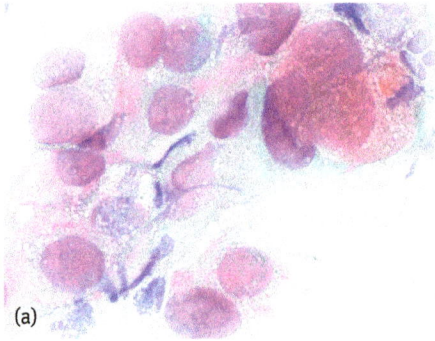

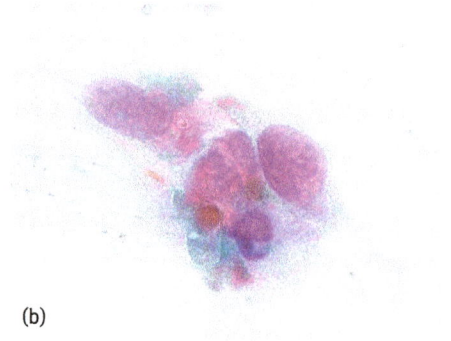

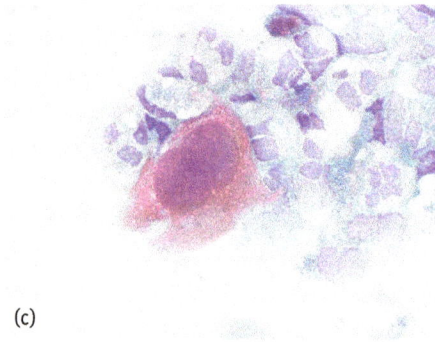

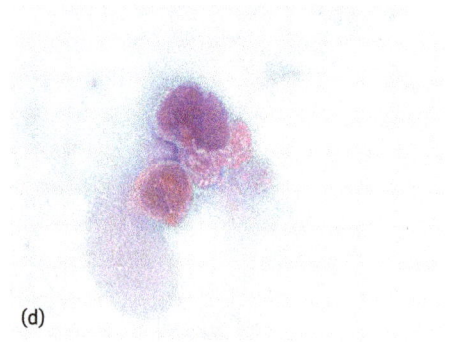

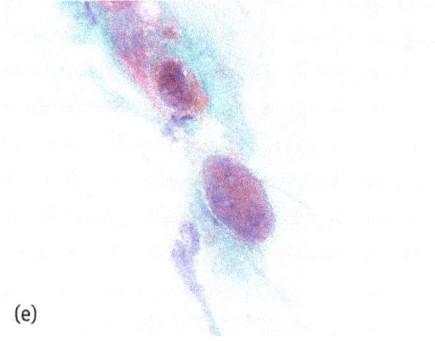

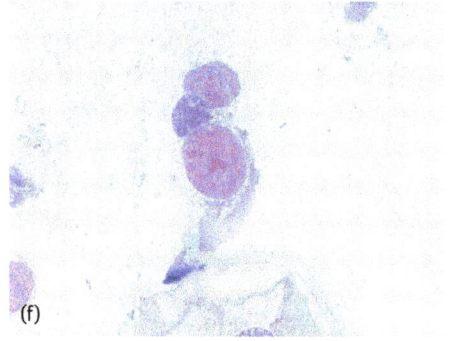

Abb. 6.44: Kleine atypische Zellgruppen mit deutlich vergrößerten, unregelmäßigen entrundeten, hyperchromatischen Zellkernen, ungleichmäßig verdichteten Kernchromatin und rötlichem Zytoplasma (a–f).

6.7.3 Adenokarzinome am weichen Gaumen

Adenokarzinom von den kleinen Speicheldrüsen ausgehend.

Bürstenbiopsie vom weichen Gaumen, 72 Jahre, Mann
Siehe Abb. 6.45 und Abb. 6.46.

Klinisch: Plaqueartige blutende Ulzeration am weichen Gaumen rechts. Krankheitsdauer unbekannt.

Zytologie: Dringender Verdacht auf Malignität. Histologische Abklärung.

Histologie: Adenokarzinom, NOS (Not Otherwise Specified) des ortsständigen Speicheldrüsengewebes. Ein das Epithel durchbrechendes Adenokarzinom, ausgehend von den kleinen Speicheldrüsen am weichen Gaumen.

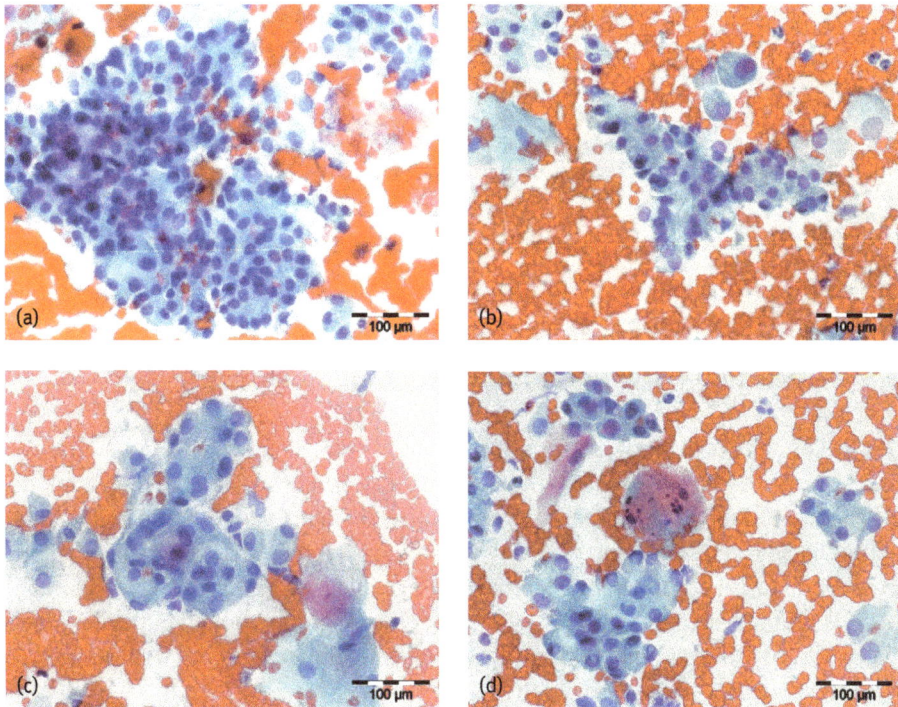

Abb. 6.45: Blutreiche Ausstriche mit mehrfach kleinen soliden, adenoiden und trabekulär angeordneten Zellgruppen (a, b). Hyperchromatische, teilweise basaloide atypische Zellen mit runden bis ovalen Zellkernen (c, d).

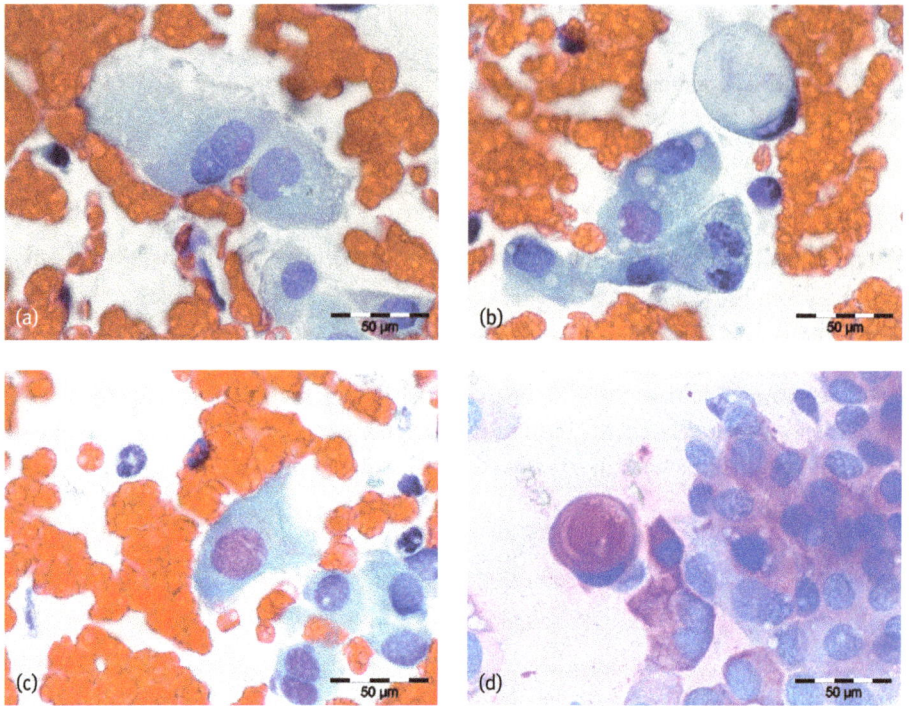

Abb. 6.46: Atypische Zellen mit hyperchromatischen runden bis ovalen Zellkernen und Zytoplasma-vakuolen (a–d).

6.8 Neubildungen der Mundbodenschleimhaut

Der Gipfel der Erkrankungshäufigkeit liegt im 6. Lebensjahrzehnt. Männer werden drei Mal häufiger als Frauen betroffen. Der überwiegende Teil der Tumore sind gut- bis mäßig differenzierte Plattenepithelkarzinome. Sie erscheinen als Leukoplakie, als endophytisch wachsende ulzeröse Form oder als kleine, vorwiegend exophytisch wachsende verruköse Neubildung mit teilweise mäßiger entzündlicher Überlagerung. Daneben finden sich anaplastische (lymphoepitheliale) Karzinome und Lymphome, aber auch Adenokarzinome und adenozystische Karzinome, die von den seromukösen Schleimdrüsen ausgehen [13].

Bürstenbiopsien eignen sich besonders gut bei der relativ dünnen Schleimhaut für die Diagnostik, da durch das Abbürsten eine Verletzung der darunter liegenden Gewebe, Gefäße und Nerven weniger wahrscheinlich ist als ein Eingriff mit Spritze und Skalpell.

6.8.1 Dyskaryosen

Bürstenbiopsie vom Mundboden links, 53 Jahre, Frau
Siehe Abb. 6.47.

Zytologie: Verdacht auf Malignität. Histologische Abklärung.

Histologie: Geringe bis schwere Dysplasie.

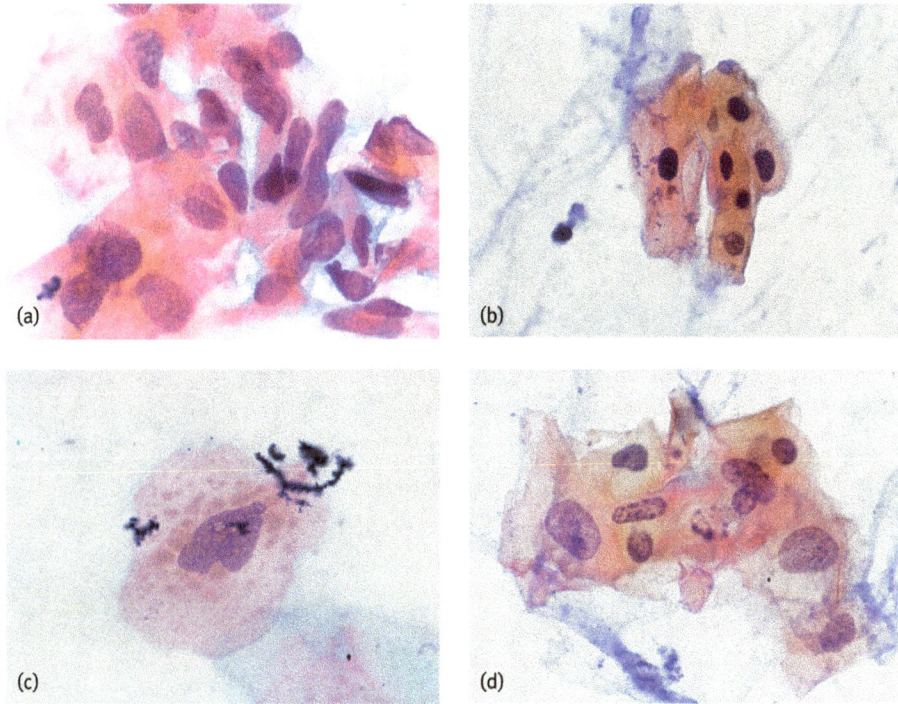

Abb. 6.47: Auffällige Zellen mit nicht runden hyperchromatischen Zellkernen (a, b). Zellen mit gestörter Kern-Plasma-Relation zu Gunsten des Kernes und unregelmäßig verteiltem, grobkörnigem Kernchromatin (c, d).

Bürstenbiopsie vom Mundboden links Regio 37, 76 Jahre, Mann
Siehe Abb. 6.48.

Zytologie: Zweifelhaft.

Histologie: Mäßige bis schwere Dysplasie des Plattenepithels im Sinne eines Plattenepithelkarzinoms in situ.

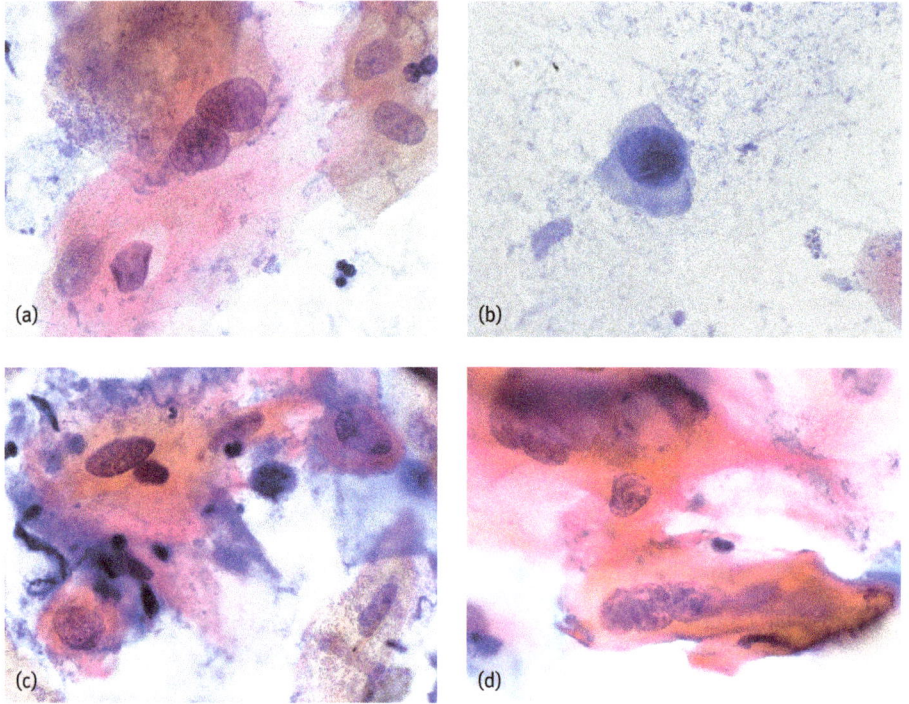

Abb. 6.48: Auffällige Plattenepithelien mit unterschiedlich großen Zellkernen, wenigen ungleich angefärbten, nicht runden Zellkernen und leicht irregulärer Chromatinverteilung (a, b). Einzelne atypische Zellen mit pyknotischen Zellkernen. Vereinzelt längs gekerbte Kernoberfläche und Doppelkernbildungen. Rötlich-eosinophiles Zytoplasma (c, d).

Siehe Abb. 6.49.

Klinisch: Weißer, nicht abwischbarer Fleck der Mundbodenschleimhaut frontal.

Zytologie: Zweifelhaft. Der Befund entspricht Dyskaryosen. Histologische Abklärung.

Histologie: Basalzellhyperplasie.

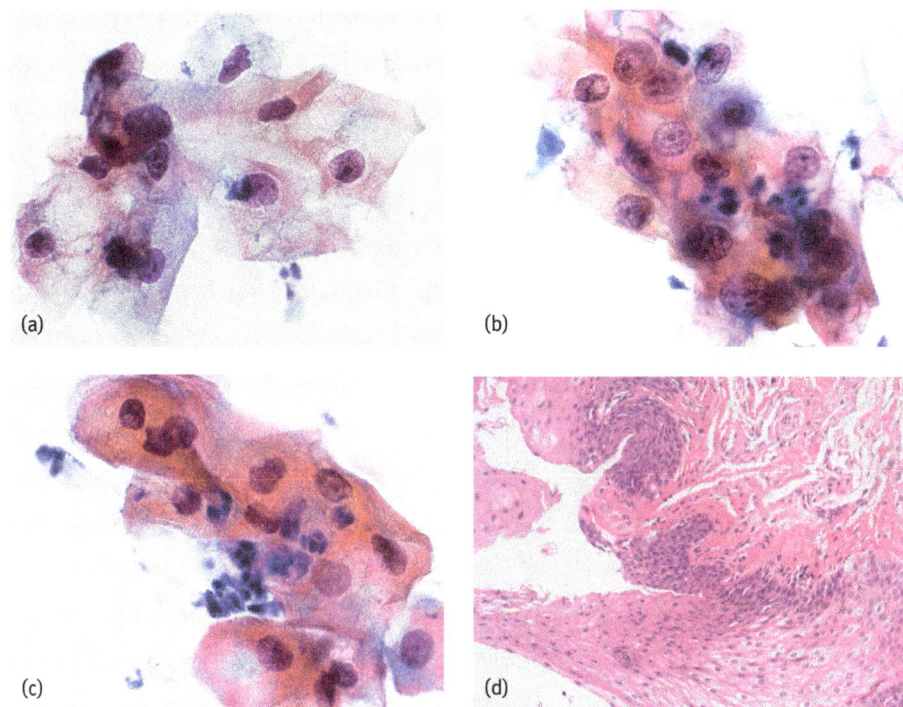

Abb. 6.49: Zellarme Bürstenausstriche mit wenigen kleinen dyskaryotischen Zellverbänden (a, b). Deutlich vergrößerte, teilweise nicht runde Zellkerne, grobes hyperchromatisches Kernchromatin, unterschiedlich dicke Kernmembran und ziegelrotes Zytoplasma (a–c). Hyperplasie der Basalzellschicht (d) (Histologischer Schnitt, HE).

6.8.2 Karzinome am Mundboden

Bürstenbiopsie vom Mundboden, 55 Jahre, Mann

Siehe Abb. 6.50.

Klinisch: Bei der Inspektion ein winziger, ca. 1 mm großer Schleimhautfleck am Mundboden.

Zytologie: Verdacht auf Malignität. Histologische Abklärung angeraten.

Histologie: Plattenepithelkarzinom.

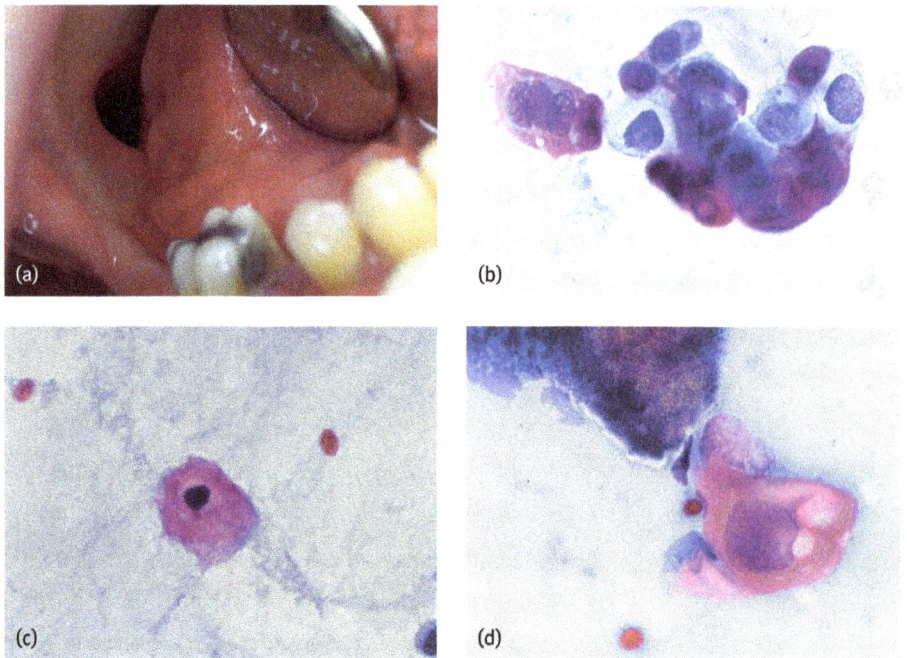

Abb. 6.50: Kleiner auffälliger Fleck in der Mundbodenschleimhaut (a). Atypische Zellgruppe mit verdächtigen Kernen (b). Atypische Zelle mit perinukleärer Aufhellung des Zytoplasmas (c). Deutlich vergrößerter, deformierter Zellkern, rötliches Zytoplasma und Zytoplasmavakuolen (d).

Bürstenbiopsie vom Mundboden, 46 Jahre, Mann
Siehe Abb. 6.51, Abb. 6.52 und Abb. 6.53

Klinisch: Seit über einem Jahr eine weiße verruköse leicht schmerzhafte Veränderung an der Mundbodenschleimhaut.

Zytologie: Verdacht auf Malignität. Dyskaryosen der oberflächlichen, mittleren und tiefen Epithelschicht. Der Herd sollte primär in toto entfernt werden.

Histologie: Mäßiggradig differenziertes, wenig verhorntes Plattenepithelkarzinom des Mundbodens (im gesunden entfernt).

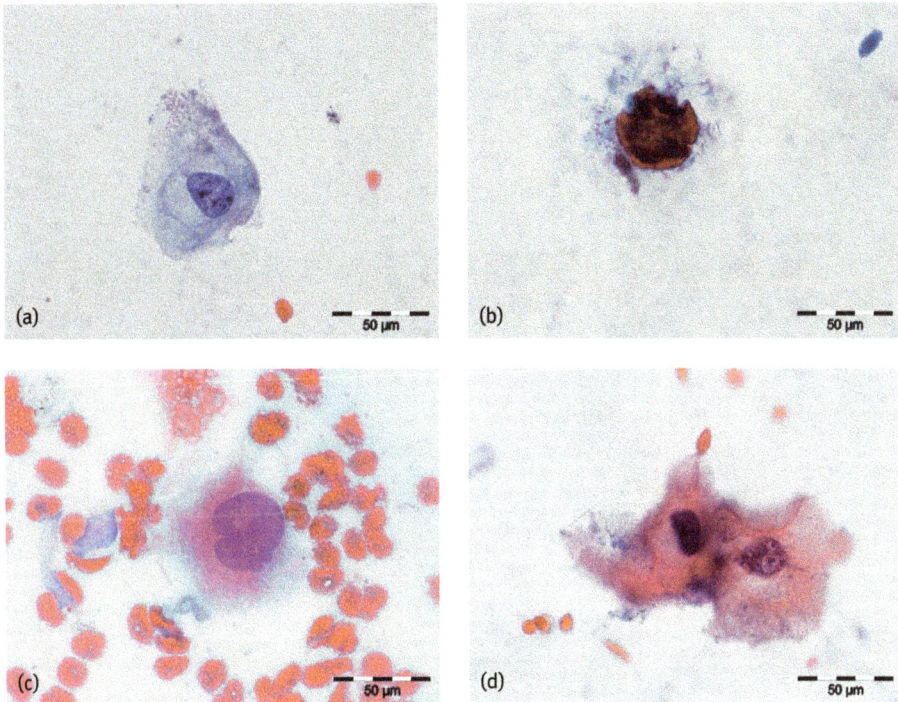

Abb. 6.51: Atypische Zellen mit vergrößerten Zellkernen, teilweise gebuchteten Kernoberflächen, ungleich verteiltem Kernchromatin und rötlichem Zytoplasma (a–d).

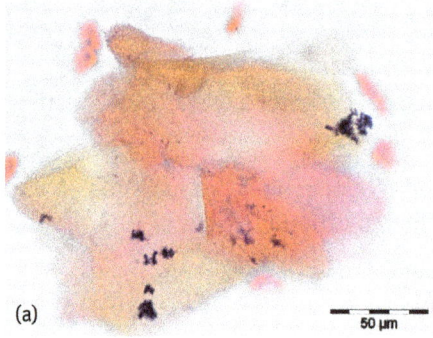

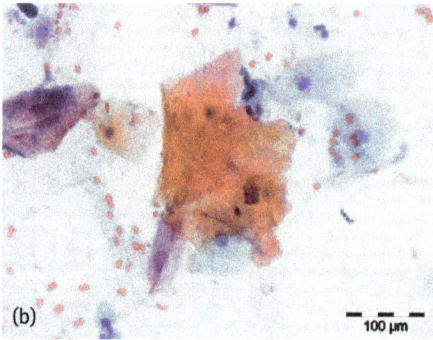

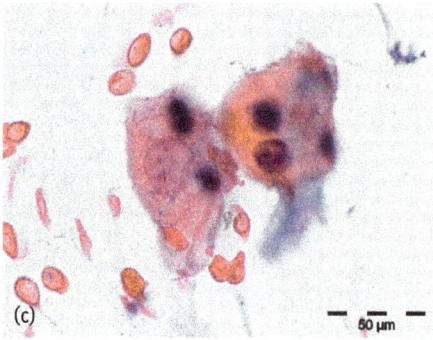

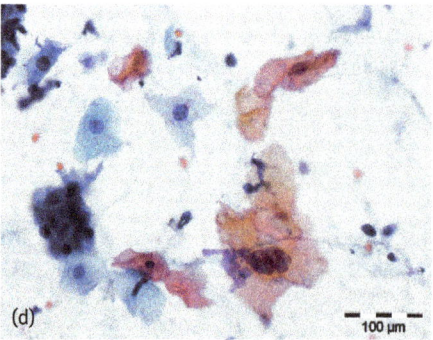

Abb. 6.52: Plattenepithelien mit angedeutet kernlosen Schollen als Zeichen einer Verhornungstendenz (a). Auffällige blass angefärbte Zellkerne und gelbliches Zytoplasma in der Mundbodenschleimhaut (b). Vergrößerte, unterschiedlich große Zellkerne mit Kernhyperchromasie (c, d).

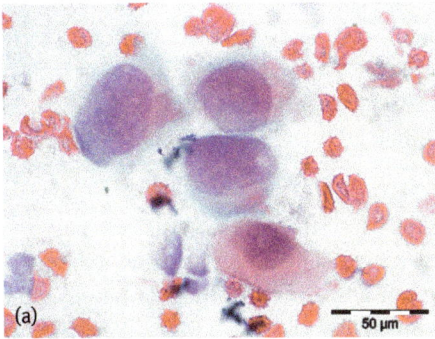

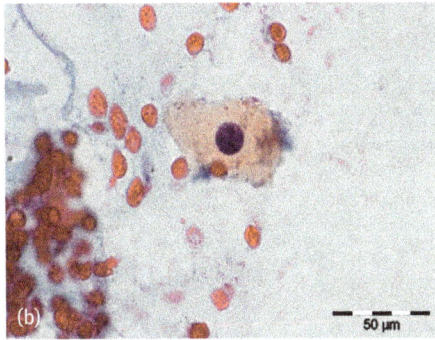

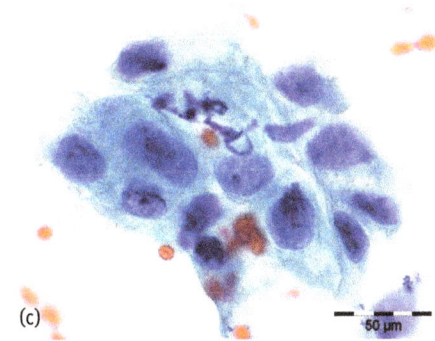

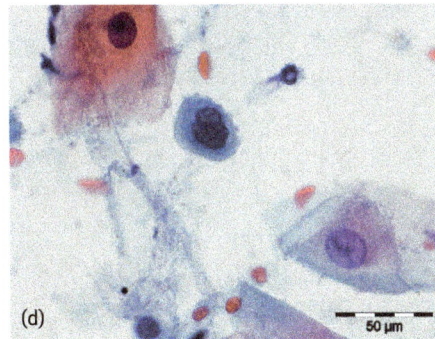

Abb. 6.53: Atypische Zellen der oberen, mittleren und tiefen Epithelschicht. Vergrößerte Zellkerne mit feinkörnigem Kernchromatin und zyanophilem Zytoplasma (a–d).

Bürstenbiopsie vom Mundboden, 61 Jahre, Frau

Klinisch: Seit einem Monat Veränderung von der Patientin bemerkt. Zahnloser Unterkiefer. Jetzt ein am Alveolarkamm Regio 4.7 aufsitzender, in den Mundboden reichender, blumenkohlartig breit aufsitzender, fibrinbelegter, leicht blutender schmerzhafter Herd (Abb. 6.54).

Klinische VD: Plattenepithelkarzinom. **DD:** Infiziertes Prothesenfibrom.

Zellreiche Ausstriche mit einzelnen kleinen atypischen Plattenepithelien, leicht vergrößerten, teilweise unregelmäßig geformten Zellkernen, rötlichem Zytoplasma und teils zipfelförmigen und fetzig ausgezogenen Zytoplasmarändern. Vergrößerte hyperchromatische Zellkerne, gebuchtete Kernoberfläche, verdichtetes Kernchromatin und kräftig rötliches Zytoplasma (Abb. 6.55).

Zytologisch: Verdacht auf Malignität. Veränderung sollte primär in toto entfernt werden.

Histologisch: Plattenepithelkarzinom.

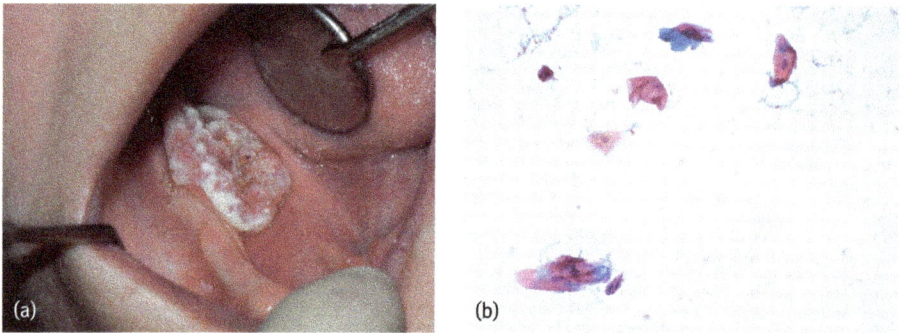

(a)　　　(b)

Abb. 6.54: Mundboden, Regio 4.7 mit verrukösem Herd (a). Drei verdächtige atypische Zellen (b).

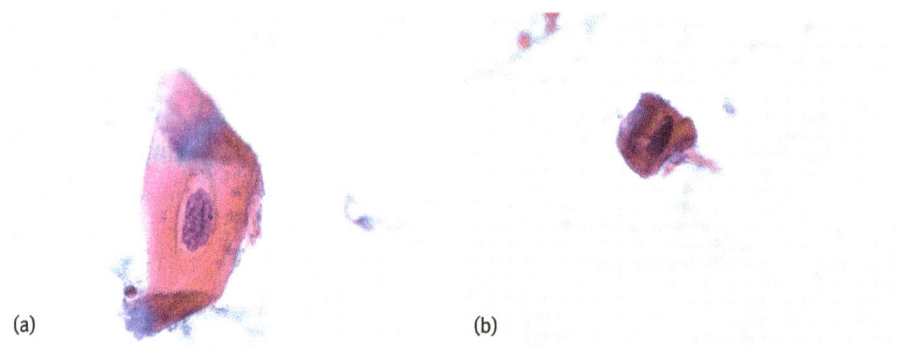

(a)　　　(b)

Abb. 6.55: Atypische Zelle mit vergrößertem hyperchromatischem deformiertem Zellkern, ausgezogenem Zytoplasmarand und rötlich-eosinophilem Zytoplasma (a). Kleine atypische Zelle mit hyperchromatischem Zellkern und ziegelrotem Zytoplasma (b).

6.9 Zunge dorsal

6.9.1 Dyskaryosen

Bürstenbiopsie vom Zungenrand rechts, 55 Jahre, Mann
Siehe Abb. 6.56 und Abb. 6.57.

Die Ausstriche enthalten viele flach ausgebreitete Superfizial- und Intermediärzellen und vereinzelt Plattenepithelien mit zentral liegenden, leicht vergrößerten, hyperchromatischen Zellkernen und teilweise stark rötlich angefärbtem Zytoplasma.

Zytologie: Zweifelhaft. Dyskaryosen der oberflächlichen Epithelschicht. Weitere Abklärung angeraten.

Histologie: Plattenepithelkarzinom.

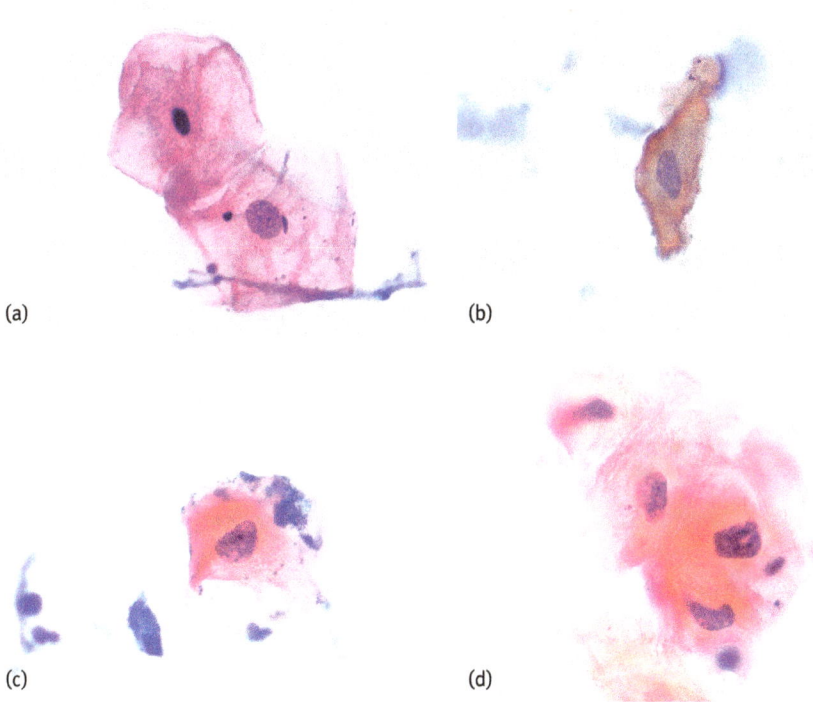

(a) (b)

(c) (d)

Abb. 6.56: Oberflächliche Dyskaryosen mit leicht vergrößerten Zellkernen und Kernunregelmäßigkeiten (a–d).

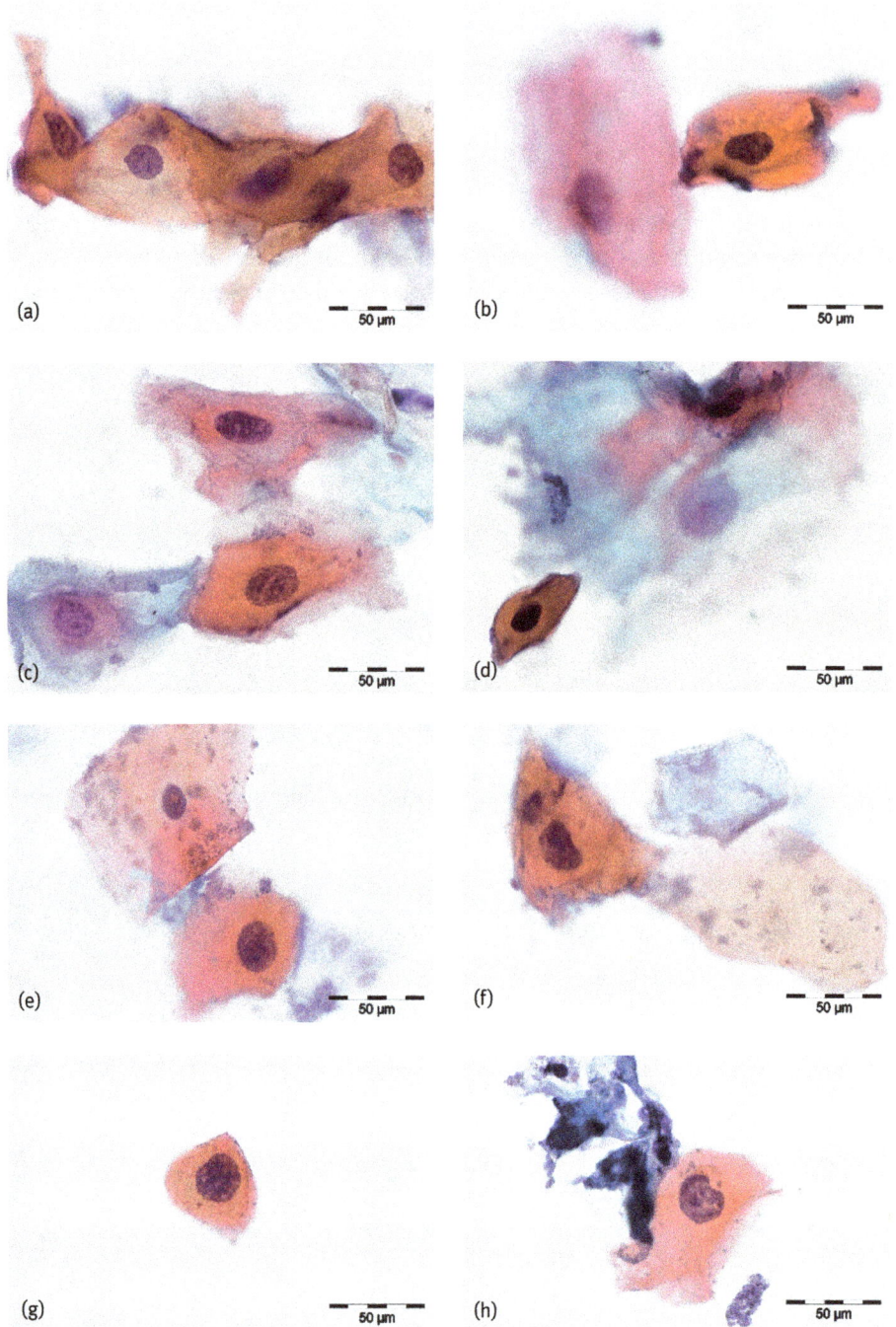

(a) 50 µm

(b) 50 µm

(c) 50 µm

(d) 50 µm

(e) 50 µm

(f) 50 µm

(g) 50 µm

(h) 50 µm

Abb. 6.57: Entscheidend sind die kleinen Zellen mit hyperchromatischen, nicht mehr gleichmäßig runden Zellkernen und kräftig ziegelrotem Zytoplasma. Die Zellkerne haben eine gekerbte Kernoberfläche und sehr unterschiedlich verteiltes Kernchromatin. Die Zellränder erscheinen teilweise spitz ausgezogen (a–h).

6.9.2 Zungenmalignome

Plattenepithelkarzinome der Zunge als zweithäufigstes Karzinom in der Mundhöhle treten bei Männern sieben Mal häufiger auf als bei Frauen.

Die Mehrzahl der Karzinome entwickelt sich im vorderen Zungendrittel und etwa ein Viertel am Zungengrund. Die meisten Karzinome entstehen am Zungenrand, weniger häufig sind sie an der Zungenspitze und der Zungenunterseite.

Die Ausstriche sind meistens zellreich. Neben regelrechten Superfizial- und Intermediärzellen erscheinen Zellen mit deutlich vergrößerten Kernen, unregelmäßigen Verdichtungen im Kernchromatin, deformierten Kernen und blass rötlichem Zytoplasma.

Bürstenbiopsie vom Zungenrand, 56 Jahre, Mann
Siehe Abb. 6.58.

Zytologie: positiv. Dringender Verdacht auf Malignität. Entfernung der Veränderung in toto.

Histologie: Mäßig differenziertes, nicht verhorntes Plattenepithelkarzinom.

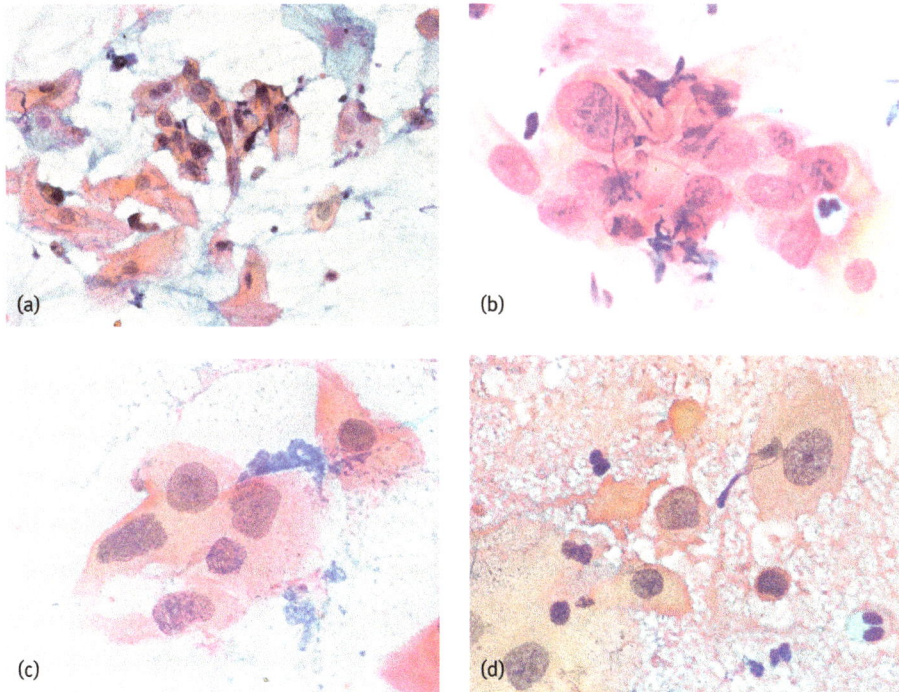

(a) (b) (c) (d)

Abb. 6.58: Atypische Zellen mit deutlich vergrößerten, unterschiedlich großen Zellkernen, unregelmäßigen Chromatinverdichtungen, Furchen an der Kernoberfläche und einer Zytoplasmapolymorphie (a). Atypische Zellen mit unterschiedlich großen, teilweise die Zellränder überragenden Zellkernen und Zellkernvakuolen (b, c). Atypische Zellen mit deutlichen Kerngrößenunterschieden (d).

Bürstenbiopsie vom Zungenrand, 84 Jahre, Frau
Siehe Abb. 6.59.

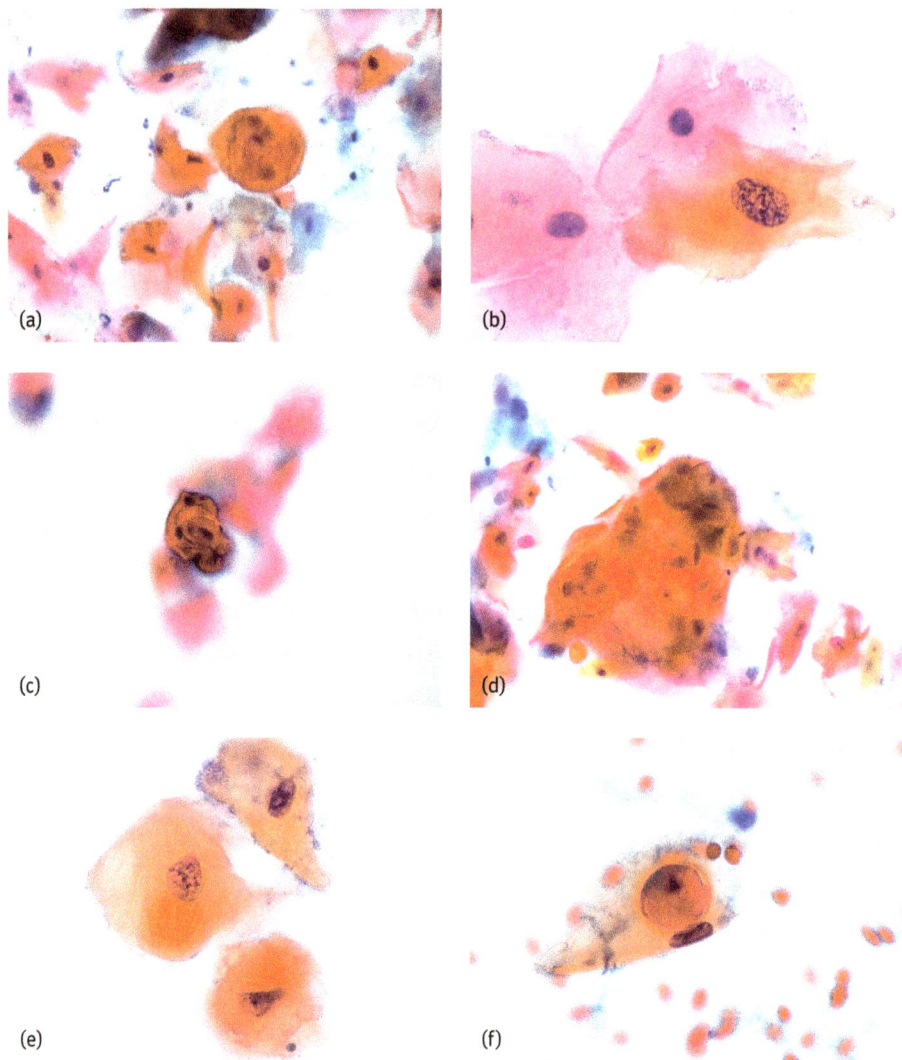

Abb. 6.59: Atypische Zellen mit Anisokaryose (a–c). Gering vergrößerte, hyperchromatische Zellkerne mit gelblichem bis ziegelrotem Zytoplasma. Räumlich und teilweise zwiebelschalenförmig gelagerte Zellen mit Kernhyperchromasie (d). Dyskaryosen mit unterschiedlich großen Zellkernen und rötlichem Zytoplasma (e). Einzelne Zelle mit an den Zellrand gedrängtem Zellkern und einem roten Zytoplasmaeinschluss (Hornperle) (f).

Klinisch: Am Zungenrand links eine gemischtfarbene, verruköse, schmerzhafte und ulzerierte Veränderung (Abb. 6.60).

Zytologie: Zweifelhaft.

Histologie: Gut differenziertes verhorntes Plattenepithelkarzinom.

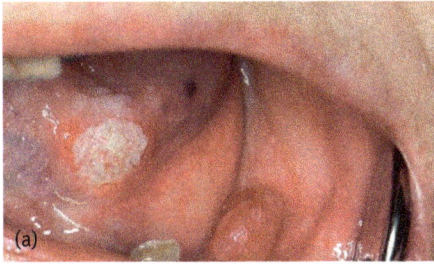

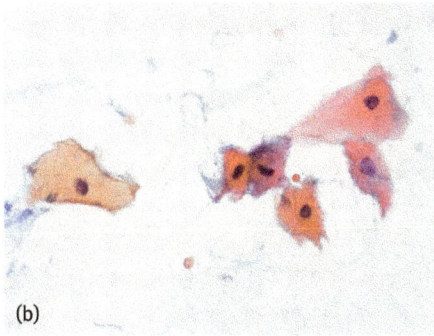

Abb. 6.60: Verruköse und ulzerierte Veränderung am Zungenrand (a). Atypische Plattenepithelien mit leicht vergrößerten, kräftig gefärbten Kernen, rötlichem Zytoplasma und spitz ausgezogenen Zellrändern (b).

6.10 Zunge ventral

6.10.1 Dyskaryosen

Bürstenbiopsie sublingual, 61 Jahre, Frau
Siehe Abb. 6.61 und Abb. 6.62.

Klinisch: Leukoplakie der Zungenunterseite.

Zytologie: Dyskaryosen der mittleren und tiefen Epithelschicht. Histologische Abklärung.

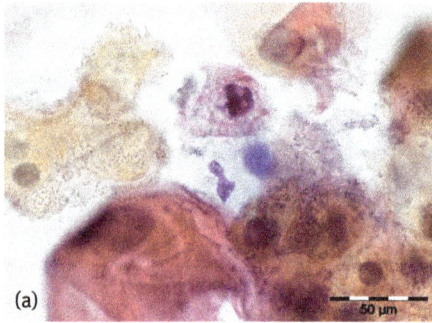

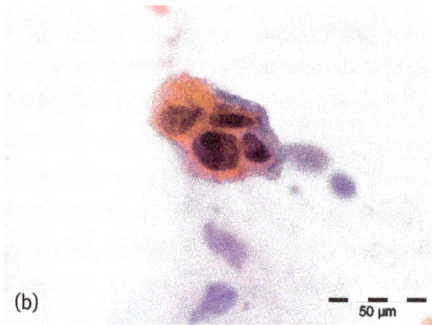

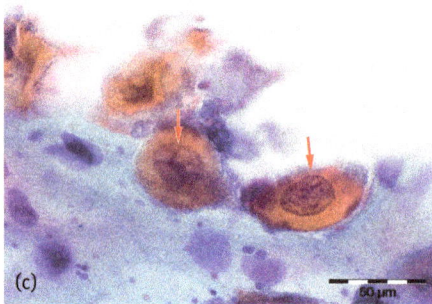

Abb. 6.61: Gelbliche, kernlose Schollen neben Zellgruppen mit unterschiedlich großen Zell-kernen und gestörter Kern-Plasma-Relation (a). Flach ausgebreitete Plattenepithelzellen mit großen, unregelmäßig geformten Zellkernen, Chromatinverdichtungen, Kernhyperchromasie und ziegelrotem Zytoplasma (b). Atypische Zellen. Einzelne Zellkerne (Pfeile) mit an den Kernrand gedrängtem Kernchromatin (c).

Histologie: Floride orale Papillomatose der Schleimhaut (entspricht stellenweise einem auf die Schleimhaut begrenztem sog. Ackermankarzinom).

Die floride orale Papillomatose zählt zu einer Gruppe langsam exophytisch und endophytisch wachsender, niedrig maligner hochdifferenzierter Karzinome mit ausgeprägter Akanthose und Papillomatose. Die Oberfläche wird durch ortho- und parakeratotische Zellen überlagert. Die oberflächliche Epithelschicht enthält gut differenzierte Keratinozyten, die in den tieferen Schichten zunehmend plumpe Epithelstränge mit polymorphen Zellen und Dyskeratozyten aufweisen [14].

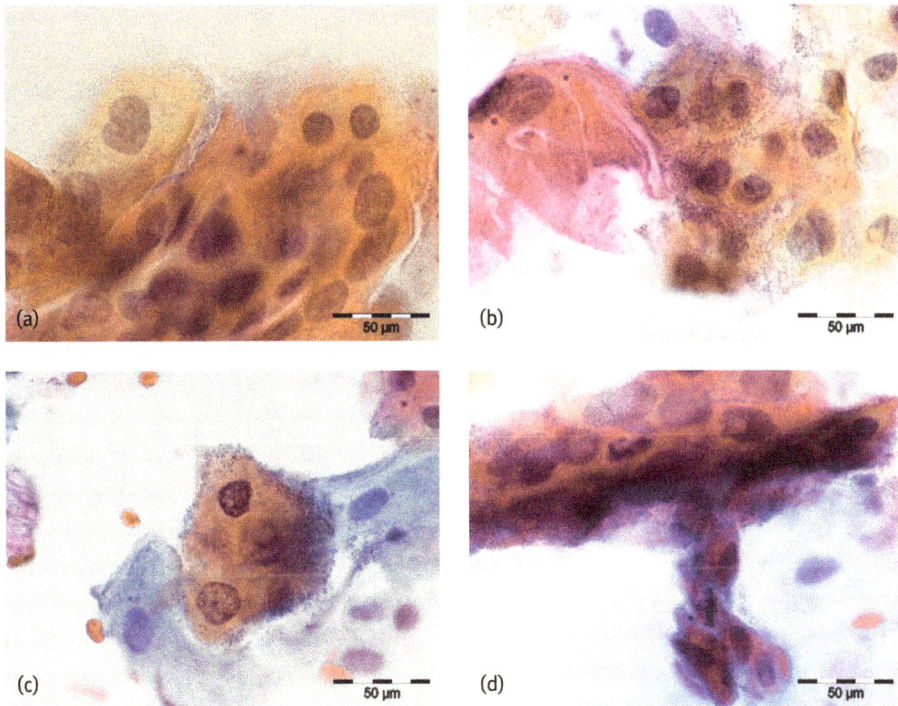

Abb. 6.62: Dyskaryosen der mittleren Epithelschicht (a–b). Auffällige Zellen mit vergrößerten Zellkernen (c). Zapfenförmig gelagerte Zellgruppe mit auffälligen vergrößerten Zellkernen (d).

6.10.2 Karzinome

Bürstenbiopsie von der Zungenunterseite, 62 Jahre, Mann
Siehe Abb. 6.63.

Klinisch: Gemischtfarbene, plaqueartige, verruköse und schmerzhafte Ulzeration am Zungenrand und der Zungenunterseite.

Zytologie: Zweifelhaft. Verdacht einer SIN (squamöse intraepitheliale Neoplasie).

Histologie: Mäßig bis gering differenziertes, verhorntes Plattenepithelkarzinom.

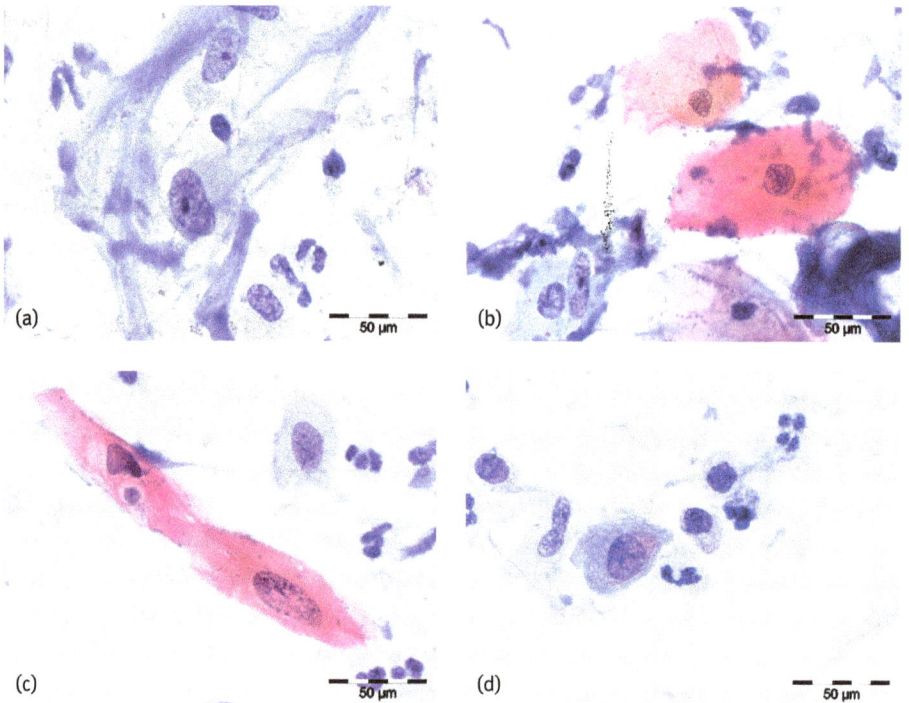

Abb. 6.63: Einzelne Plattenepithelien der oberen und mittleren Epithelschicht mit vergrößerten, teilweise nicht runden, glatt begrenzten Zellkernen und unregelmäßiger Kernchromatinverdichtung (a–d).

Bürstenbiopsie von der Zungenunterseite rechts, 47 Jahre, Mann
Siehe Abb. 6.64.

Zytologie: Zweifelhaft. Dyskaryosen der mittleren Epithelschicht.

Histologie: Verhornendes Plattenepithelkarzinom.

Kleine Epithelzellen mit ziegelrotem Zytoplasma, vergrößerten oder hyperchromatischen Zellkernen und kernlose Hornschollen an der Zungenunterseite und am Mundboden bedeuten immer ein allgemeines Achtungszeichen.

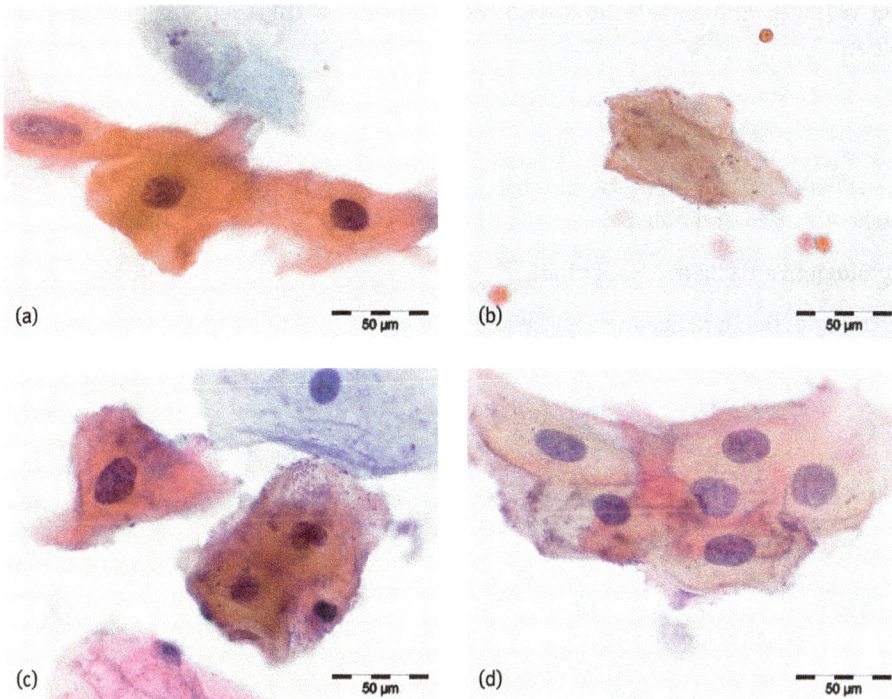

Abb. 6.64: Zellreiche Ausstriche mit regelrechten Superfizial- und Intermediärzellen. Ganz vereinzelt Plattenepithelien mit gering vergrößerten Zellkernen, aufgelockertem Kernchromatin und ziegelrotem Zytoplasma (a). Einzelne kernlose Hornschollen (b). Die atypischen Zellen mit dem ziegelroten Zytoplasma sind deutlich kleiner als die regelrechten Superfizialzellen (c). Das Kernchromatin zeigt unregelmäßige Verdichtungen (d).

6.11 Rachenmalignome

6.11.1 Oropharynxmalignome, Hypopharynxkarzinome

Ein Teil der Plattenepithelkarzinome des Oropharynx sind HPV-induziert [15,16]. Es wird angenommen, dass jedes zweite Oropharynx- und jedes vierte Mundhöhlenkarzinom HPV-induziert ist [17].

Die bisherige Treffsicherheit der Oropharynxabstriche erreicht nicht die Zuverlässigkeit der Methode, wie sie für die Untersuchung in der Transformationszone der Portio uteri gefunden wird. Die Erkenntnisrate der Bürstenbiopsien bei Veränderungen des Nasopharynx ist auffällig gering. Der Wert einer gezielten Bürstenbiopsie mit der richtigen Entnahmetechnik wird bisher in den HNO-Praxen unzureichend genutzt.

6.11.1.1 Dyskaryosen

Bürstenbiopsie vom Pharynx, 62 Jahre, Frau
Siehe Abb. 6.65 und Abb. 6.66.

Zytologie: Verdacht auf Malignität.

Histologie: Hochgradige intraepitheliale Neoplasie.

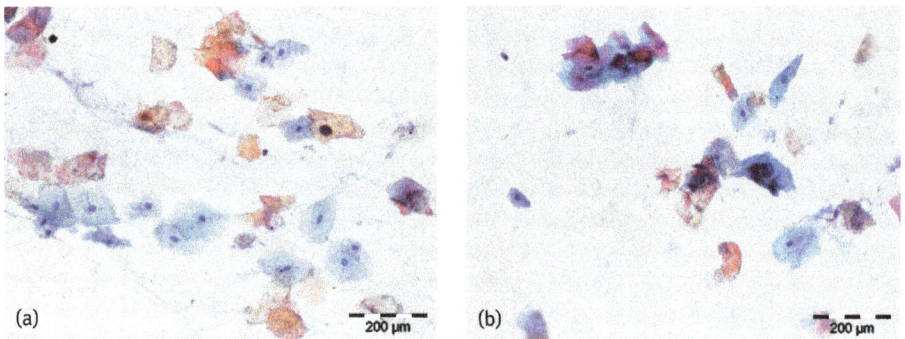

(a)   200 µm   (b)   200 µm

Abb. 6.65: Einzelne dyskaryotische und atypische Zellen mit vergrößerten hyperchromatischen Kernen. Daneben unauffällige flach ausgebreitete Plattenepithelien (a, b).

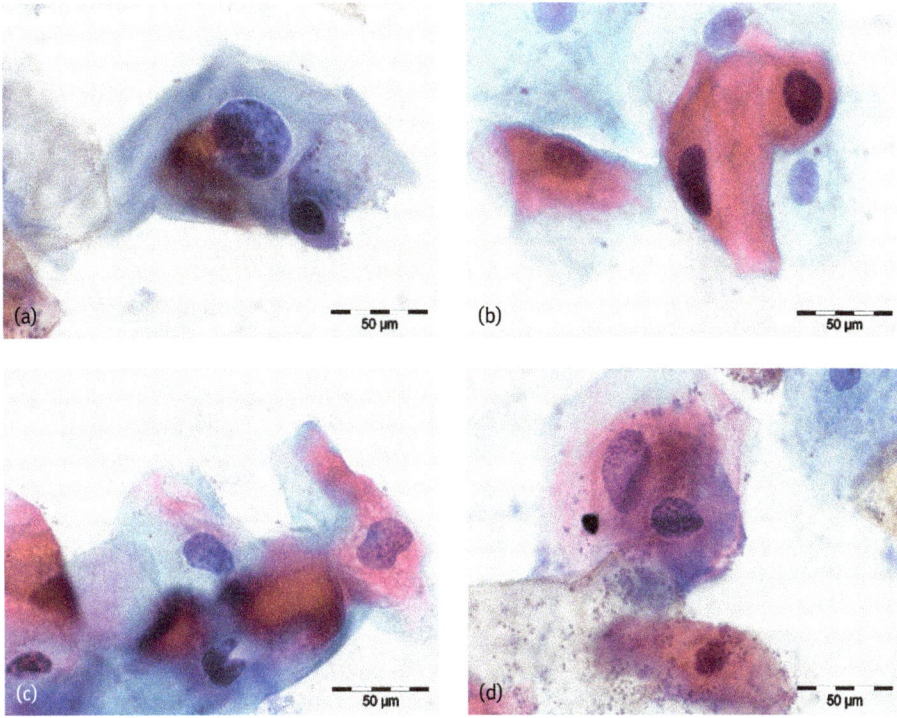

Abb. 6.66: Atypische Zellen mit vergrößerten, unterschiedlich geformten Zellkernen und ziegel-rotem Zytoplasma (a–d).

6.11.1.2 Malignome

Bürstenbiopsie vom Oropharynx, 71 Jahre, Mann

Siehe Abb. 6.67 und Abb. 6.68.

Klinisch: Tumorverdacht am Oropharynx rechts.

Zytologie: Dringender Verdacht auf Malignität.

Histologie: Mäßig bis wenig differenziertes Plattenepithelkarzinom.

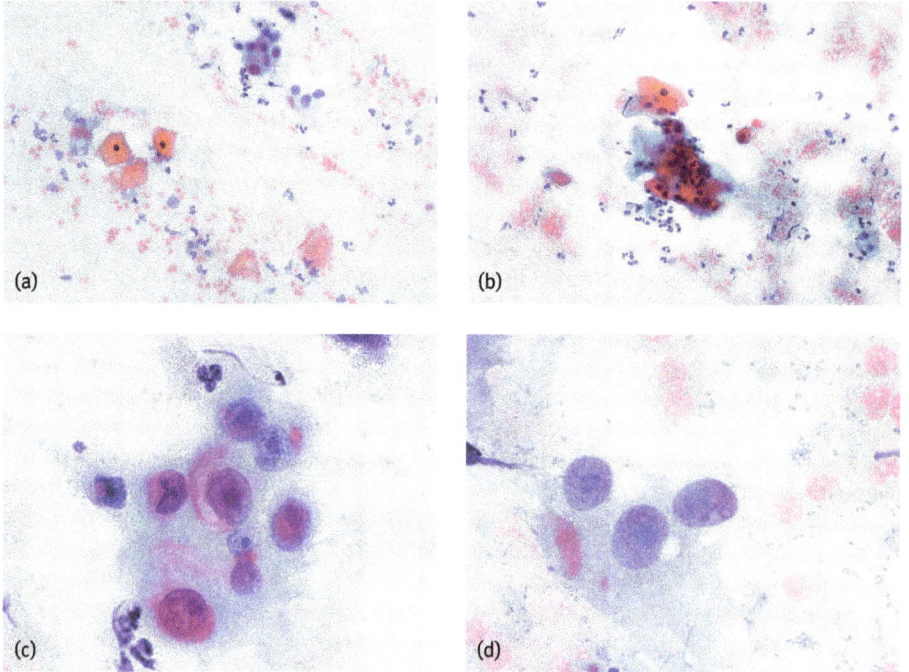

Abb. 6.67: Kleine Gruppen atypischer Zellen mit hyperchromatischen Zellkernen und wenigen kernlosen Schollen (a, b). Deutlich vergrößerte Zellkerne mit unterschiedlich dicker Kernmembran und vergrößerten Nukleoli (c). Teilweise überragen die Zellkerne die Zytoplasmagrenzen (d).

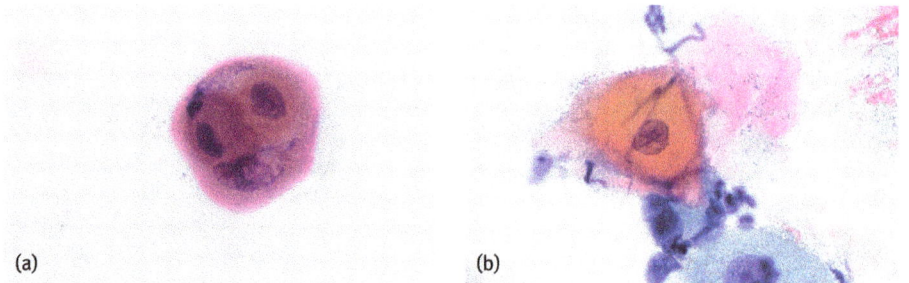

Abb. 6.68: Vier Zellen in einer sog. Hornperle mit Kernpleomorphie (a). Atypische Zelle mit vergrößertem Zellkern, grobem Kernchromatin und kräftig ziegelrotem Zytoplasma (b).

Siehe Abb. 6.69.

Klinisch: Tumorverdacht vom Hypopharynx.

Zytologie: Dringender Verdacht auf Malignität. Histologische Abklärung.

Histologie: Nicht verhorntes Plattenepithelkarzinom.

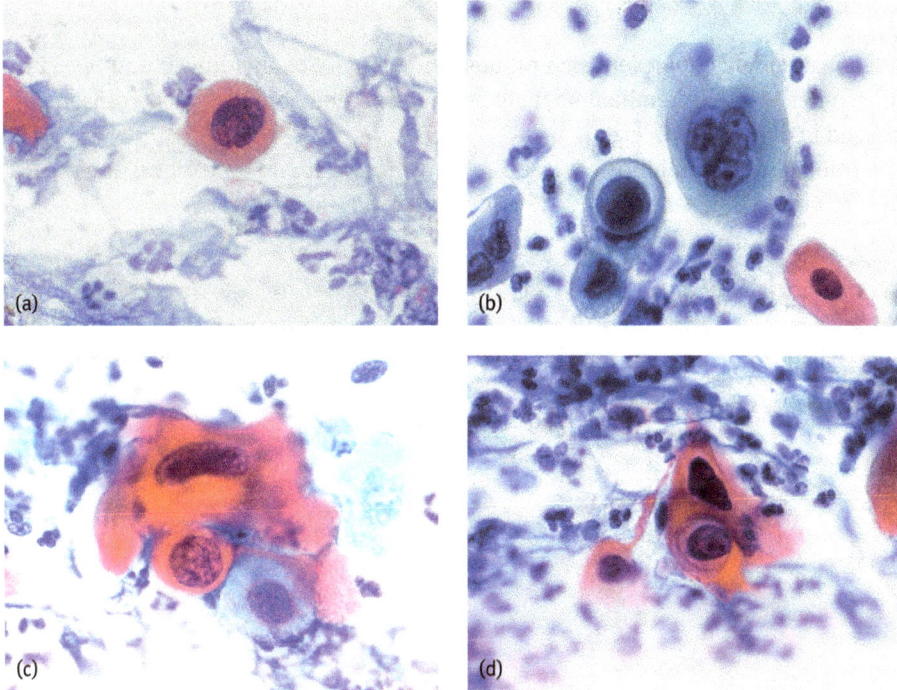

Abb. 6.69: Die Ausstriche vom Hypopharynx sind zellreich. Vereinzelt sind flach ausgebreitete kleine Zellen mit deutlich vergrößerten, nicht runden Zellkernen, ungleich verteiltem, grobem Kernchromatin und Kernhyperchromasie zu sehen. (a, b). Weiterhin fallen atypische Zellen mit einer Kernpolymorphie und teils ziegelrotem, teils basophilem Zytoplasma auf (b–d).

6.12 Morbus Bowen der Mundschleimhaut

Zellveränderungen wie bei Squamöser Intraepithelialer Neoplasie (Carcinoma in situ) [18].

6.13 Malignome der Speicheldrüsen, die das Mundepithel infiltrieren

Adenokarzinome entwickeln sich oft aus den kleinen Schleimdrüsen und Speicheldrüsen der Mundschleimhaut oder sie brechen von den großen Speicheldrüsen ausgehend in die Mundhöhle ein.

Durch die Bürstenbiopsie werden solche Befunde ambulant erkannt und die Patienten primär einer entsprechenden Klinik überwiesen.

Bürstenbiopsie der Mundschleimhaut am Tuber maxillae links, 78 Jahre, Frau
Anlässlich eines Zahnarztbesuchs ist eine tumorverdächtige Stelle am Gaumen links aufgefallen (Abb. 6.70 und Abb. 6.71).

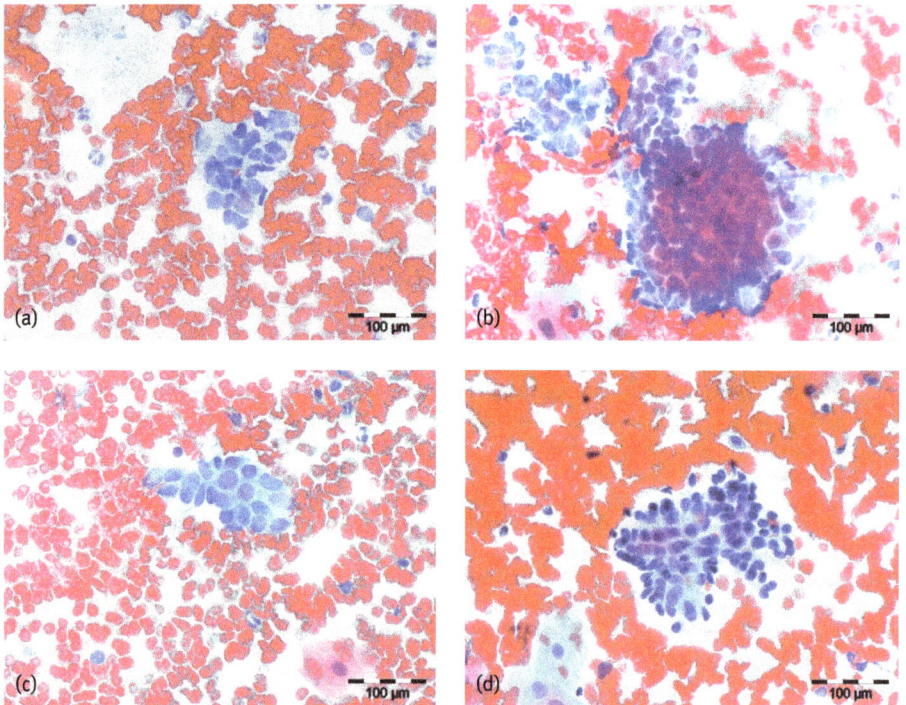

Abb. 6.70: Mehrfach kleine solide, glatt begrenzte und trabekulär angeordnete atypische Zellverbände mit kräftig angefärbten Zellkernen. Sehr blutreiche Zellausstriche (a–d).

Klinisch: Länger als ein Jahr bestehende, ca. 2 cm im Durchmesser große, rosafarbene, zentral ulzerierte, squamös/ödematös imponierende Effloreszens am Tuber maxillae links mit Teleangiektasien.

Zytologie: Dringender Verdacht Malignität. Histologische Abklärung.

Histologie: Speicheldrüsentumor. Adenoid-zystisches Karzinom mit einem tubulären Wachstumsmuster.

Für die Mehrzahl der Patienten mit einem adenoid-zystischen Karzinom der Haupt-Speicheldrüsen besteht im Frühstadium eine sehr gute Prognose [19].

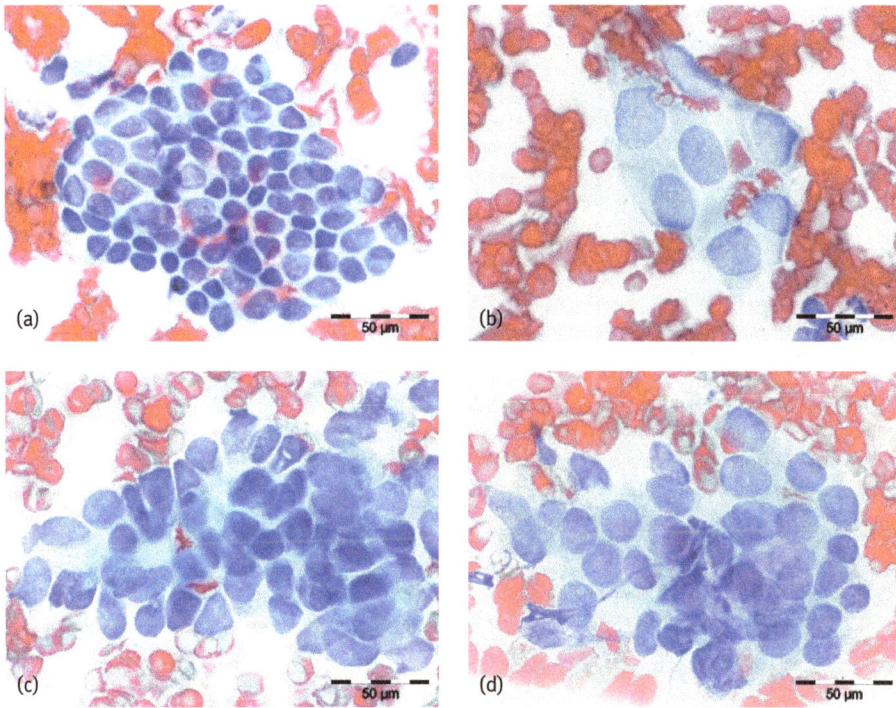

Abb. 6.71: Flach ausgebreitete, atypische Zellgruppe mit unterschiedlich großen Zellkernen (a). Atypische Zellen mit feinkörnigem Kernchromatin (b). Auffällige Zellverbände mit runden bis ovalen basaloiden Zellkernen (c, d).

6.14 Zytologisch auffällige Zellveränderungen der Mundschleimhaut, bei denen erst später klinisch die Malignität offenbar wurde

6.14.1 Fallbeispiel 1

Bürstenbiopsie vom Mundboden, 46-jähriger Mann
Zytologisch auffällige Zellen (Abb. 6.72 und Abb. 6.73).

Zytologie: Einzelne oberflächliche Dyskaryosen. Kontrolle in drei Monaten angeraten.

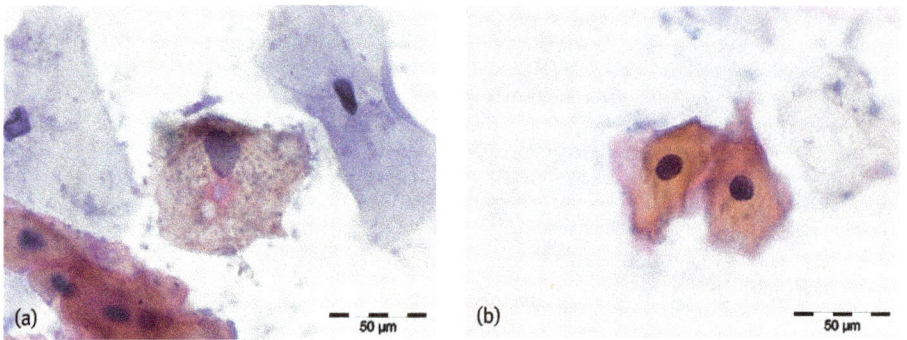

Abb. 6.72: Neben großen flach ausgebreiteten Superfizialzellen, kleinere Zellen mit leicht vergrößerten, nicht runden Kernen und rötlichem Zytoplasma (a). Zwei kleine dyskaryotische Zellen mit leicht vergrößerten, gering hyperchromatischen Zellkernen, rötlichem Zytoplasma und etwas spitz ausgezogenen Zellrändern (b).

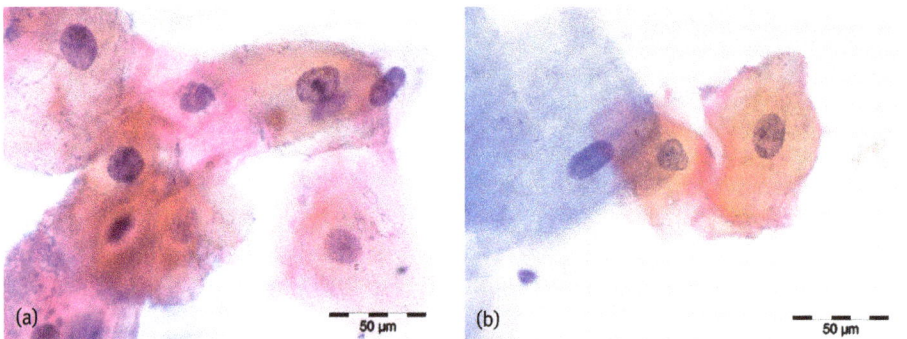

Abb. 6.73: Gering vergrößerte Zellkerne mit ungleich verteiltem Kernchromatin und Verdickung der Kernmembran (a). Kleine dyskaryotische Zellen mit vergrößerten, ungleich großen, nicht mehr runden Kernen und rötlichem Zytoplasma (b).

Siehe Abb. 6.74, Abb. 6.75 und Abb. 6.76.

Atypische Zelle (Abb. 6.75a) mit vergrößertem Zellkern, ziegelrotes Zytoplasma und zipfelig ausgezogener Zytoplasmarand (b). (siehe zum Größenvergleich normale Mundbodenepithelien Abb. 3.13).

Zytologie: Zweifelhaft. Dyskaryosen bei Mykose. (Solche Zellbefunde sollten histologisch abgeklärt werden).

Keine Histologie.

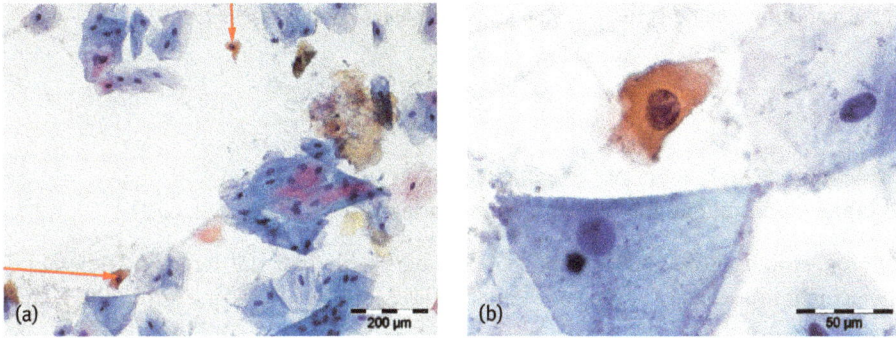

Abb. 6.74: Zwei kleine verdächtige Zellen mit ziegelrotem Zytoplasma (Pfeile) neben flach ausgebreiteten Superfizialzellen (a). Kleine atypische Zelle mit gestörter Kern-Plasma-Relation, vergrößertem Zellkern, ungleich verteiltem Kernchromatin und ziegelrotem Zytoplasma (b).

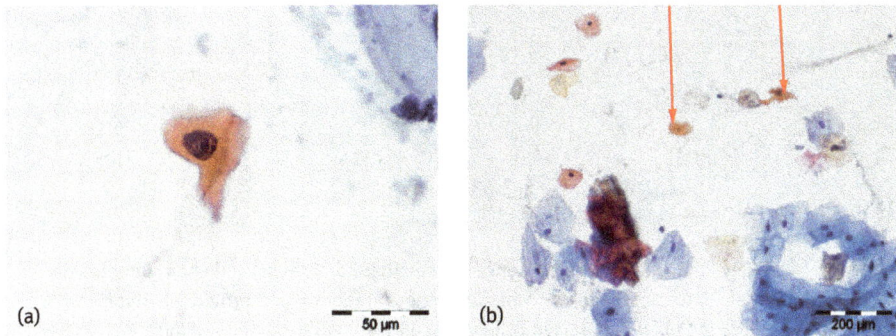

Abb. 6.75: Atypische Zelle mit ziegelrotem Zytoplasma und spitz ausgezogenem Zellrand (a) (siehe Abb. 6.74a). Kleine atypische Zellen mit vergrößerten Zellkernen und rotem Zytoplasma (siehe Pfeile) (b).

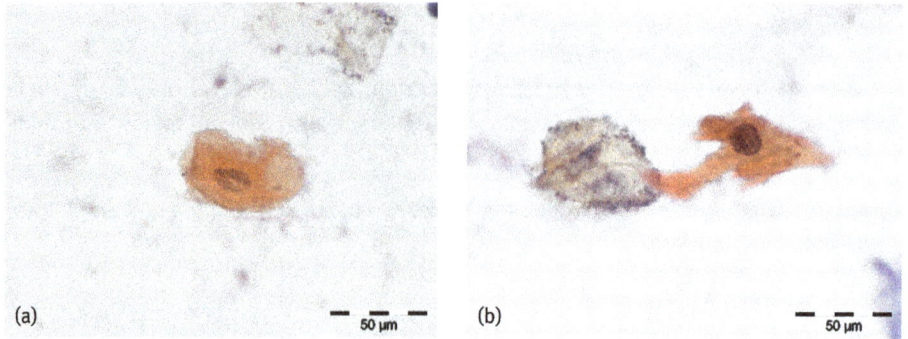

Abb. 6.76: Atypische Zellen (siehe Abb. 6.75, Pfeile) mit vergrößertem Zellkern, gekerbter Kernoberfläche, Kernentrundung, ziegelrotem Zytoplasma und unregelmäßigem Zellrand.

Zytologische Kontrolle erfolgte vier Jahre später

51 Jahre, Mann. Bürstenbiopsie vom Mundboden (Abb. 6.77 bis Abb. 6.81):

Zytologie: Maligne Zellen. Dyskaryosen der oberflächlichen, mittleren und tiefen Epithelschicht und einzelne atypische Zellen. Histologische Abklärung erforderlich.

Histologie: Squamöse intraepitheliale Neoplasie (SIN II). Operationsrand nicht frei.

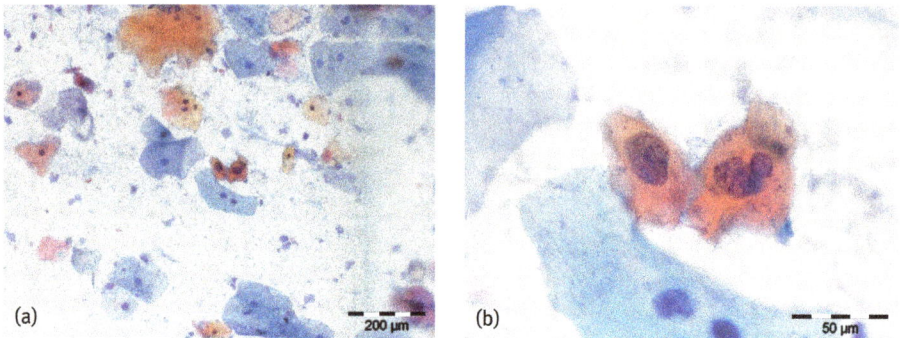

Abb. 6.77: Auffällige kleine atypische Plattenepithelien (in Bildmitte) mit rötlichem Zytoplasma neben unauffälligen Plattenepithelien und entzündlichem Präparatehintergrund (a). Atypische Zellen (aus Bildmitte [a]) mit vergrößerten Zellkernen, unregelmäßiger gekerbter Kernoberfläche, Kernchromatinverdichtungen und ziegelrotem Zytoplasma (b).

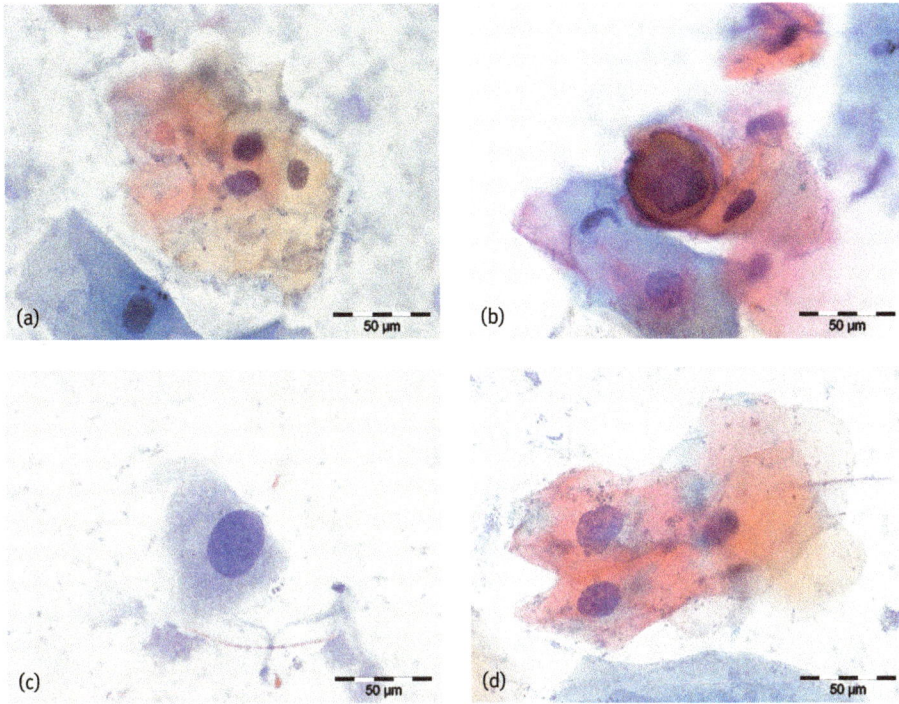

Abb. 6.78: Vergrößerte Zellkerne mit unregelmäßiger Kernoberfläche (a) und rötlich-orangenem Zytoplasma als Anzeichen der Verhornung (b). Zell- und Kernatypien mit vergrößerten Zellkernen, Chromatinverdichtungen und ziegelrotem Zytoplasma (c, d).

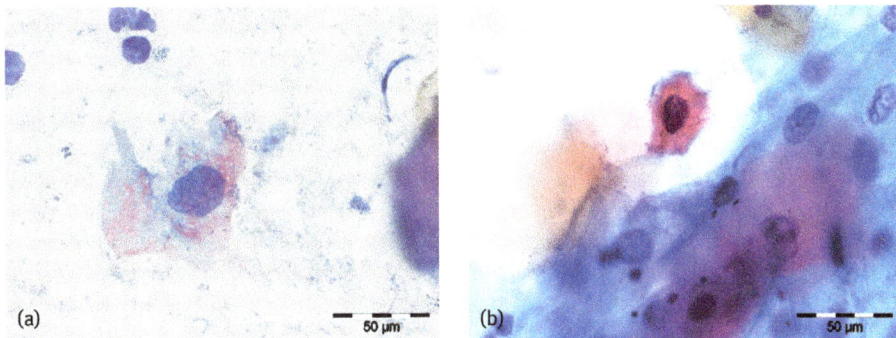

Abb. 6.79: Atypische Zelle mit hyperchromatischem Kern, grob verteiltem Kernchromatin, zerfetzten Zellrändern (a) und ziegelrotem Zytoplasma (b).

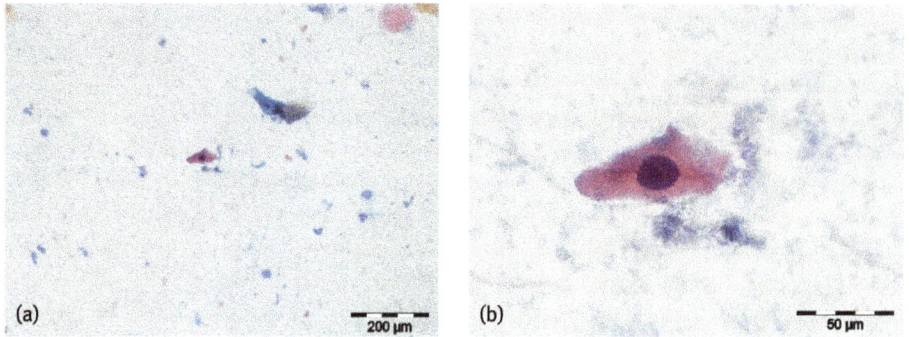

Abb. 6.80: Einzeln liegende, kleine atypische Zelle (links Bildmitte, [a]). Atypische Zelle mit vergrößertem Zellkern und ziegelrotem Zytoplasma. (b).

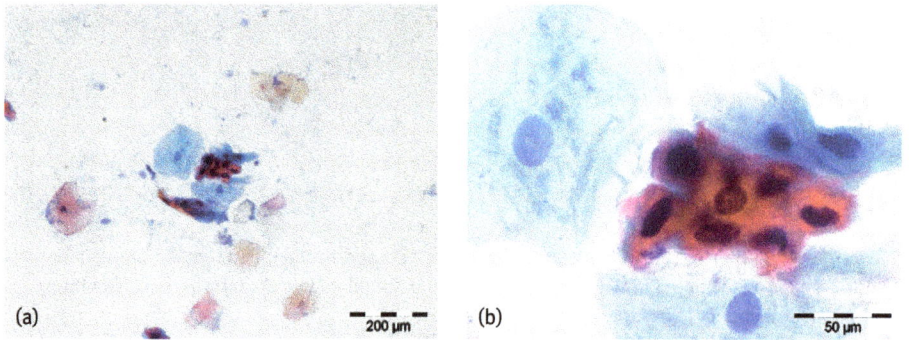

Abb. 6.81: Atypischer Zellverband (Bildmitte) mit einzeln liegenden kernlosen Schollen und wenigen flach ausgebreiteten Superfizialzellen (a). In der Vergrößerung deutlich nicht mehr runde, hyperchromatische, unterschiedlich große Zellkerne und ziegelrotes Zytoplasma (b).

Drei Monate nach der letzten Operation erneute Bürstenbiopsie
Die zytologische Kontrolle belegte weiterhin das Vorhandensein von malignen Zellen
(Abb. 6.82).

Zytologie: Positiv. Maligne Zellen.

Histologie: Verhornendes, mäßig differenziertes Plattenepithelkarzinom.
Der Patient lehnt jede weitere Behandlung ab und verstirbt.

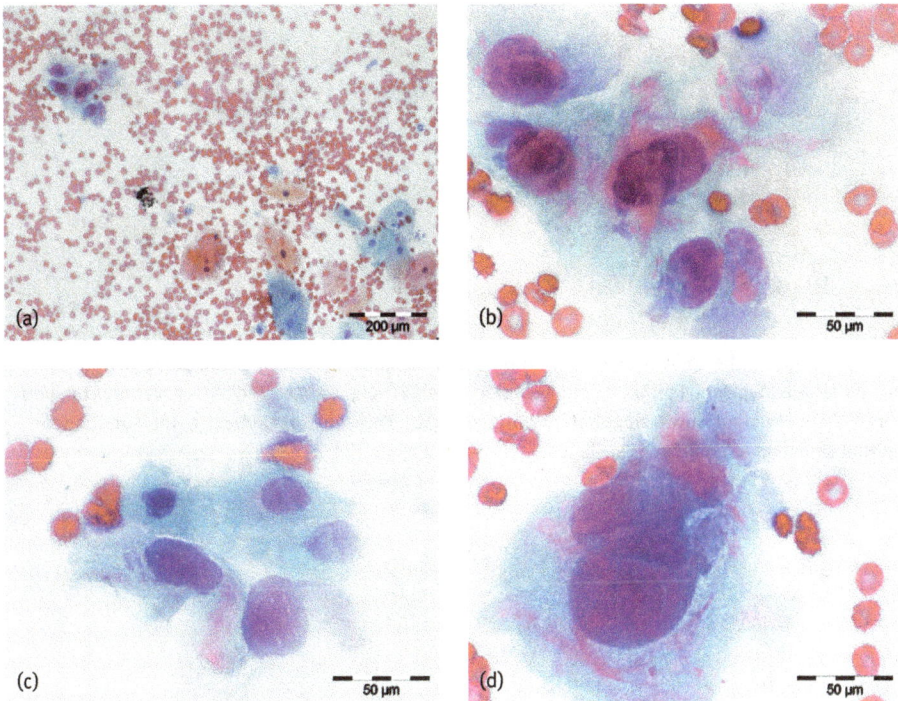

Abb. 6.82: Atypische Zellgruppen in einem blut- und zellreichen Ausstrich (a). Atypische Zellen mit
großen, teilweise bizarr geformten Zellkernen, Chromatinverdichtungen und Kernfurchen. Teilweise
ziegelrotes Zytoplasma. (b). Atypische Zellen mit Kernpolymorphie und gestörte Kern-Plasma-Relation (c, d).

6.14.2 Fallbeispiel 2

Bürstenbiopsie vom Mundboden, 49 Jahre, Frau
Siehe Abb. 6.83 bis Abb. 6.86.

Zytologie: Zweifelhaft. Oberflächliche Dyskaryosen und Hyperkeratosen bei einer gleichzeitig bestehenden Mykose. Kontrolle in drei Monaten angeraten.

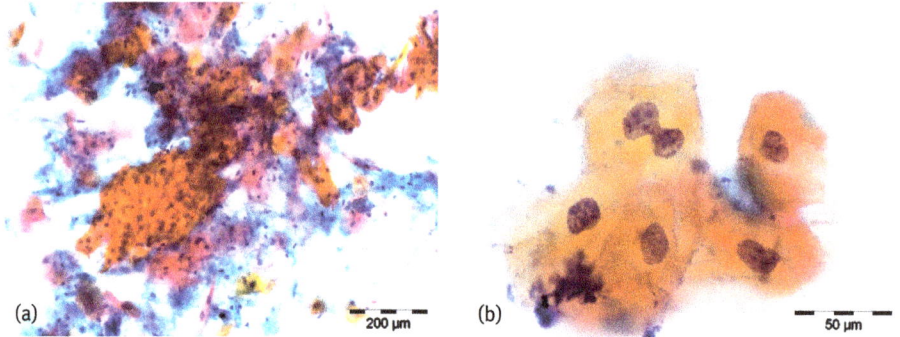

Abb. 6.83: Atypischer Zellverband mit Kernpleomorphie und ziegelrotem Zytoplasma (a). Flach ausgebreitete atypische Epithelien mit Kernpleomorphie, vergrößerten Zellkernen, vermehrten und vergrößerten Nukleoli sowie ziegelrotem Zytoplasma (b). Verhornungstendenzen am Mundbodenepithel sind immer ein Achtungszeichen.

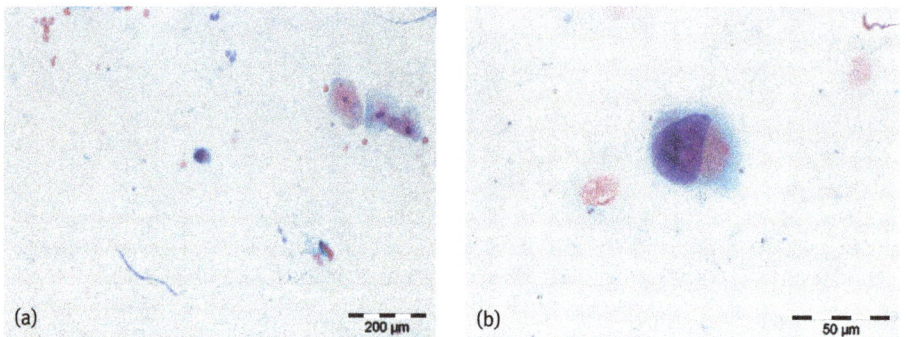

Abb. 6.84: Auffällige pyknotische Zelle mit hyperchromatischem atypischem Kern (Bildmitte) neben normalen Plattenepithelien (a). Vergrößerter entrundeter Zellkern. Gestörte Kern-Plasma-Relation zu Gunsten des Kerns und Kernhyperchromasie (b).

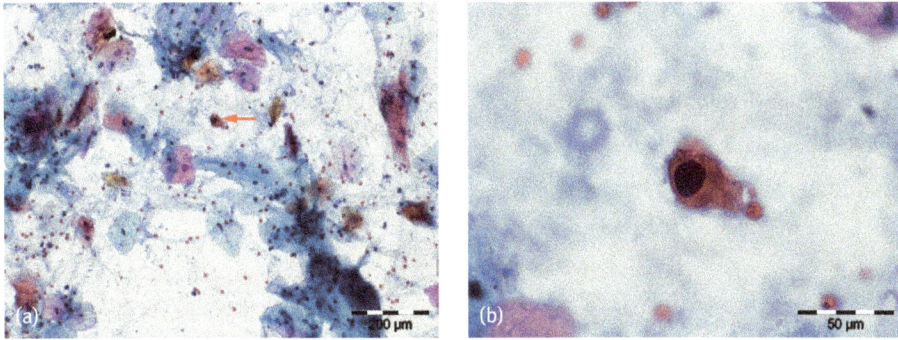

Abb. 6.85: Kleine atypische Zelle (Pfeil) mit altrosafarbenem Zytoplasma (a). Atypische Zelle mit hyperchromatischem Zellkern, ziegelrotem Zytoplasma und zerfetztem Zellrand (b).

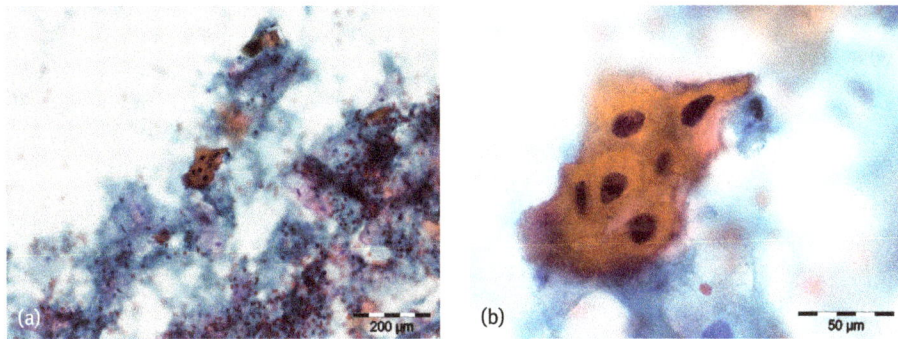

Abb. 6.86: Innerhalb normaler Plattenepithelien liegt ein verdächtiger ziegelroter Zellverband mit vergrößerten hyperchromatischen Kernen (a). Atypische Zellgruppe mit auffälligen Zellkernen, unregelmäßiger Kernoberfläche und unterschiedlichen Chromatinverdichtungen (b).

Mundboden Kontrolle nach einem Jahr, Frau, 50 Jahre

Nach einem Jahr Kontrollbürstenbiopsie vom Mundboden (Abb. 6.87):

Zytologie: Zweifelhaft. Malignität nicht auszuschließen. Histologische Abklärung notwendig.

Histologie: Mäßig differenziertes Plattenepithelkarzinom.

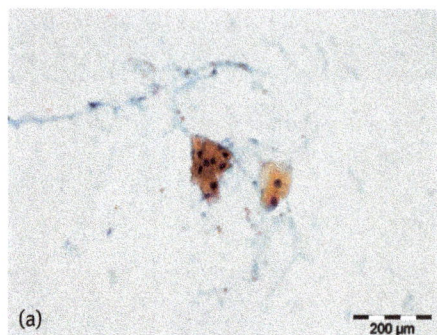

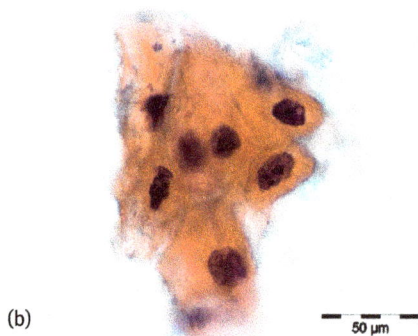

(a)
200 µm

(b)
50 µm

Abb. 6.87: Kleiner atypischer Zellverband mit hyperchromatischen Kernen und ziegelrotem Zytoplasma. Einzeln liegende auffällige Zelle mit rotem Zytoplasma (a). Atypischer Zellverband mit vergrößerten, hyperchromatischen, unterschiedlich geformten, an der Oberfläche gekerbten Zellkernen und ziegelrotem Zytoplasma (b).

6.14.3 Fallbeispiel 3

Abstrich vom Mundboden ventral am Kieferrand, Frau, 52 Jahre
Siehe Abb. 6.88.

Klinisch: Weißlicher, nicht wegwischbarer Schleimhautfleck vom Mundboden ventral.

Zytologie: Verdacht auf Malignität. Histologische Abklärung.

Histologie: Teils erosive bis papillomatöse Leukoplakie mit schwerer Dysplasie.

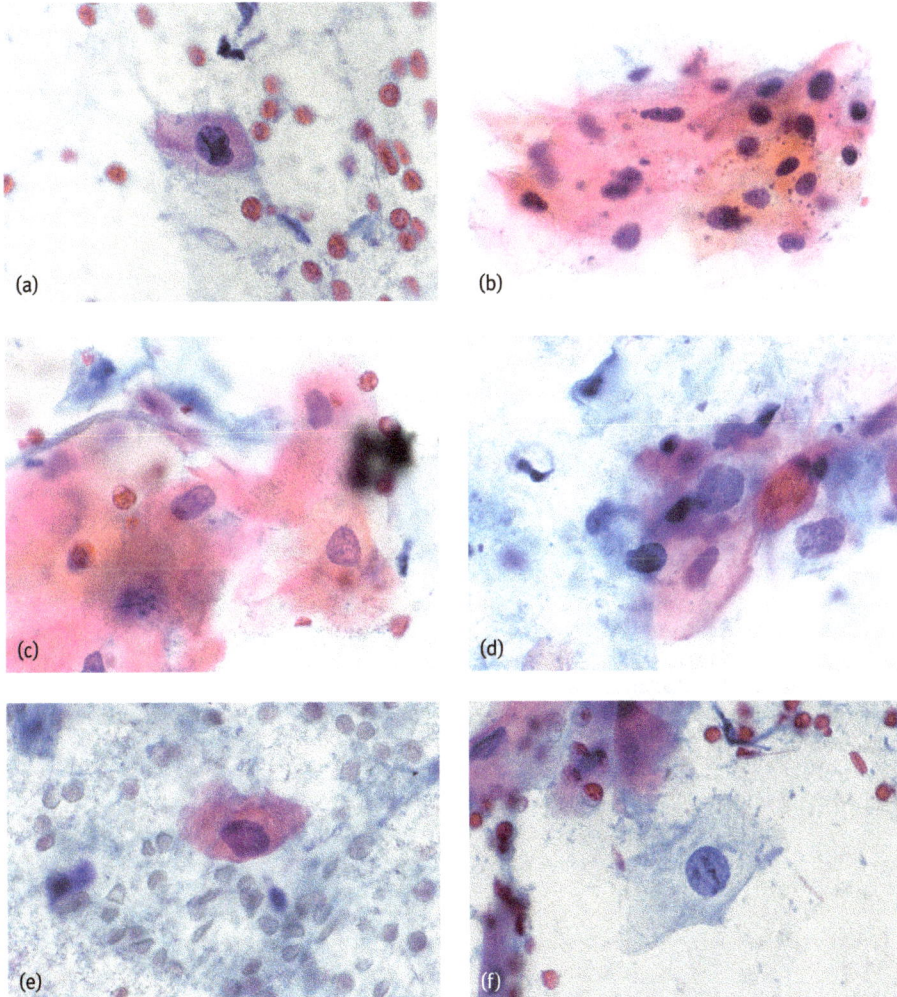

Abb. 6.88: Zellreiche Ausstriche vom Mundboden mit regelrechten Superfizial- und Intermediärzellen. Vereinzelt atypische Plattenepithelien mit deutlich vergrößerten Zellkernen, aufgelockertem
Kernchromatin und Chromatinverdichtungen. Wenige deformierte Zellkerne (a–f).

Drei Jahre später, Bürstenbiopsie vom Mundboden
Siehe Abb. 6.89.

Zytologie: Zweifelhaft. Dyskaryosen des Plattenepithels. Histologische Abklärung angeraten.

Histologie: Minimal invasiv wachsendes Plattenepithelkarzinom.

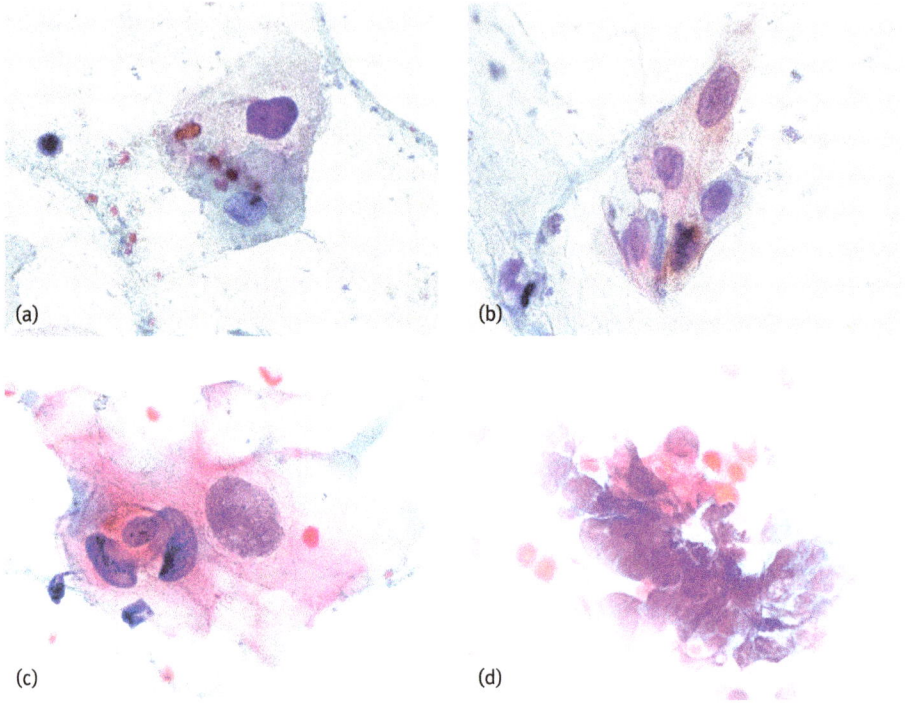

Abb. 6.89: Verdächtige Plattenepithelien mit gering bis mäßig vergrößerten Zellkernen und Kernchromatinverdichtungen (a, b). Wiederholt Zellen mit Anisonukleosen und exzentrisch gelagerten Zellkernen (c, d).

6.14.4 Fallbeispiel 4

Bürstenbiopsie von der Mundschleimhaut, Frau, 86 Jahre
Siehe Abb. 6.90.

Klinisch: Seit mehr als ein Jahr gerötete, schmerzhafte, verruköse und ulzerierte Schleimhaut, teilweise blutend.

Zytologie: Malignität. Zahlreiche Dyskaryosen und einzelne atypische Plattenepithelien. Baldige histologische Abklärung.

Histologie: HPV-Infektion und virusinduziertes Papillom und teilweise mittelgradige Dysplasie.

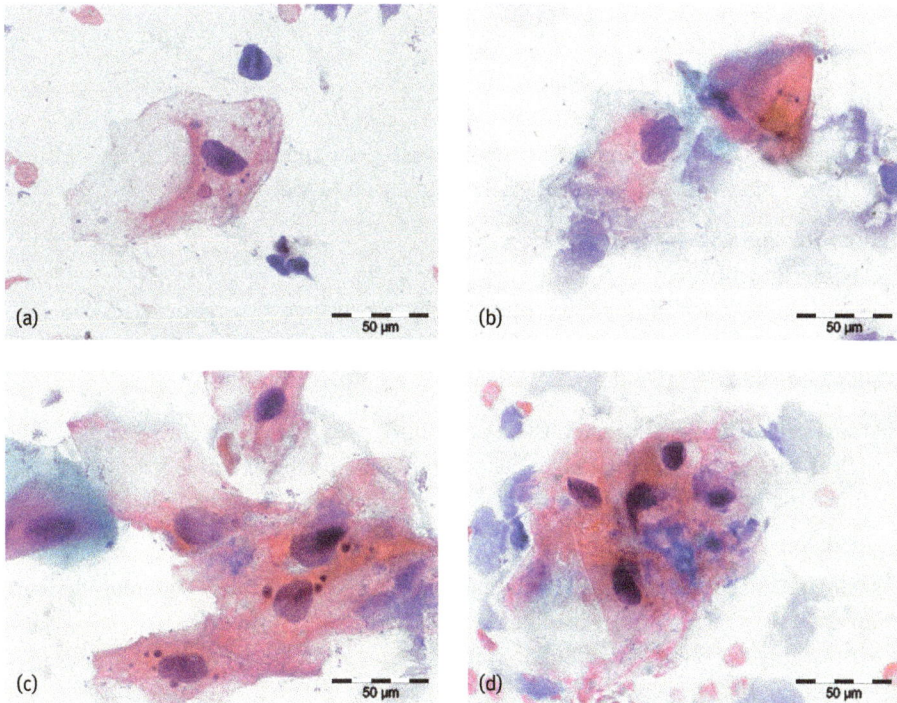

Abb. 6.90: Verdächtige Plattenepithelien mit mäßig bis stark vergrößerten und hyperchromatischen Zellkernen (a, b.) Kleine atypische Plattenepithelien mit anisomorphen, hyperchromatischen Zellkernen und ziegelrotem Zytoplasma (c–d).

Bürstenbiopsie-Kontrolle fünf Monate später vom harten Gaumen
Siehe Abb. 6.91.

Die immunzytochemische Untersuchung auf eine Überexpression von p16 INK4a in Kombination mit dem Proliferationsmarker Ki-67 mittels des CINtec PLUS®-Tests (p16 PLUS Ki-67) ergab eine positive High-Risk-Onkogenexpression.

Zytologie: Dyskaryosen des Plattenepithels bei HPV-induzierten Kernveränderungen.

Durch die immunzytochemische Untersuchung auf eine Überexpression von p16 INK4a in Kombination mit dem Proliferationsmarker Ki-67 mittels des CINtec PLUS®-Tests ließ sich eine High-Risk-Onkogenexpression nachweisen. Das Untersuchungsergebnis ist positiv.

Histologie: HPV-bedingtes Papillom und teilweise mittelgradige Dysplasie.

Zytologische Kontrolle zehn Monate nach der ersten Bürstenbiopsie vom harten Gaumen
Siehe Abb. 6.92.

Zytologie: Verdacht auf Malignität. Dyskaryosen der mittleren und tiefen Epithelschicht und einzelne atypische Zellen. Histologische Abklärung.

Keine Histologie.

Patientin will keine Abklärung.

Zwei Jahre nach der ersten Bürstenbiopsie erneute Operation der Wangenschleimhaut rechts:

Keine Zytologie.

Histologie: Verhorntes Plattenepithelkarzinom.

Zwei Jahre und ein Monat nach der ersten Bürstenbiopsie: Operation des Primärtumors. Lokale Radikalität.

Keine Zytologie.

Histologie: Hoch differenziertes, minimal verhorntes (verruköses) Plattenepithelkarzinom.

Drei Jahre nach der ersten Bürstenbiopsie: Operation eines Lokalrezidivs.

Keine Zytologie.

Histologie: Hoch differenziertes, minimal verhorntes (verruköses) Plattenepithelkarzinom.

Drei Jahre und vier Monaten nach der ersten Bürstenbiopsie: Strahlentherapie (perkutane Teletherapie).

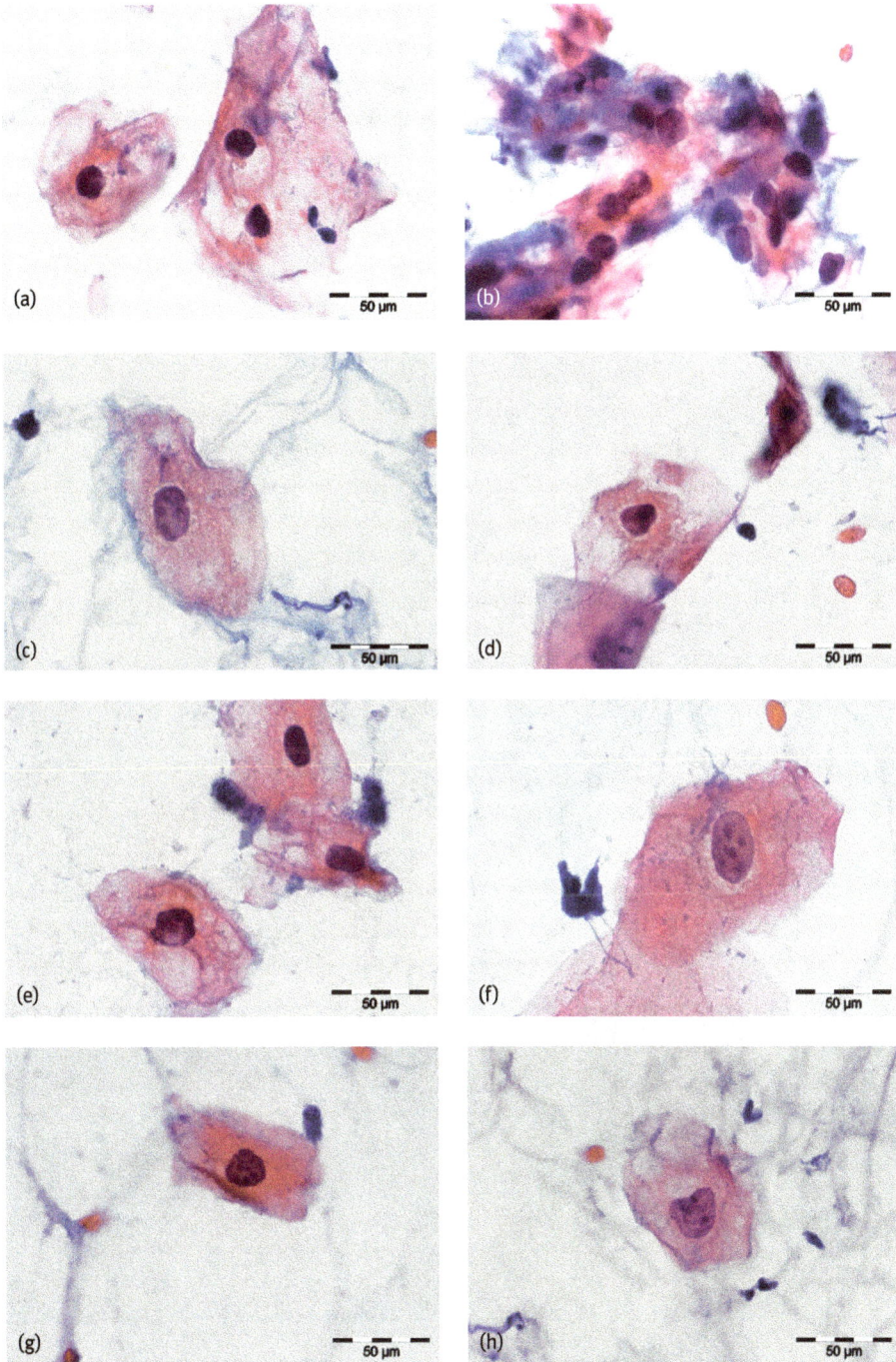

Abb. 6.91: Auffällige Plattenepithelien mit leicht vergrößerten Zellkernen, aufgelockertem, teilweise kräftig angefärbtem Kernchromatin, perinukleären Zytoplasmaaufhellungen und teils kräftig rötlich angefärbtem Zytoplasma (a–h).

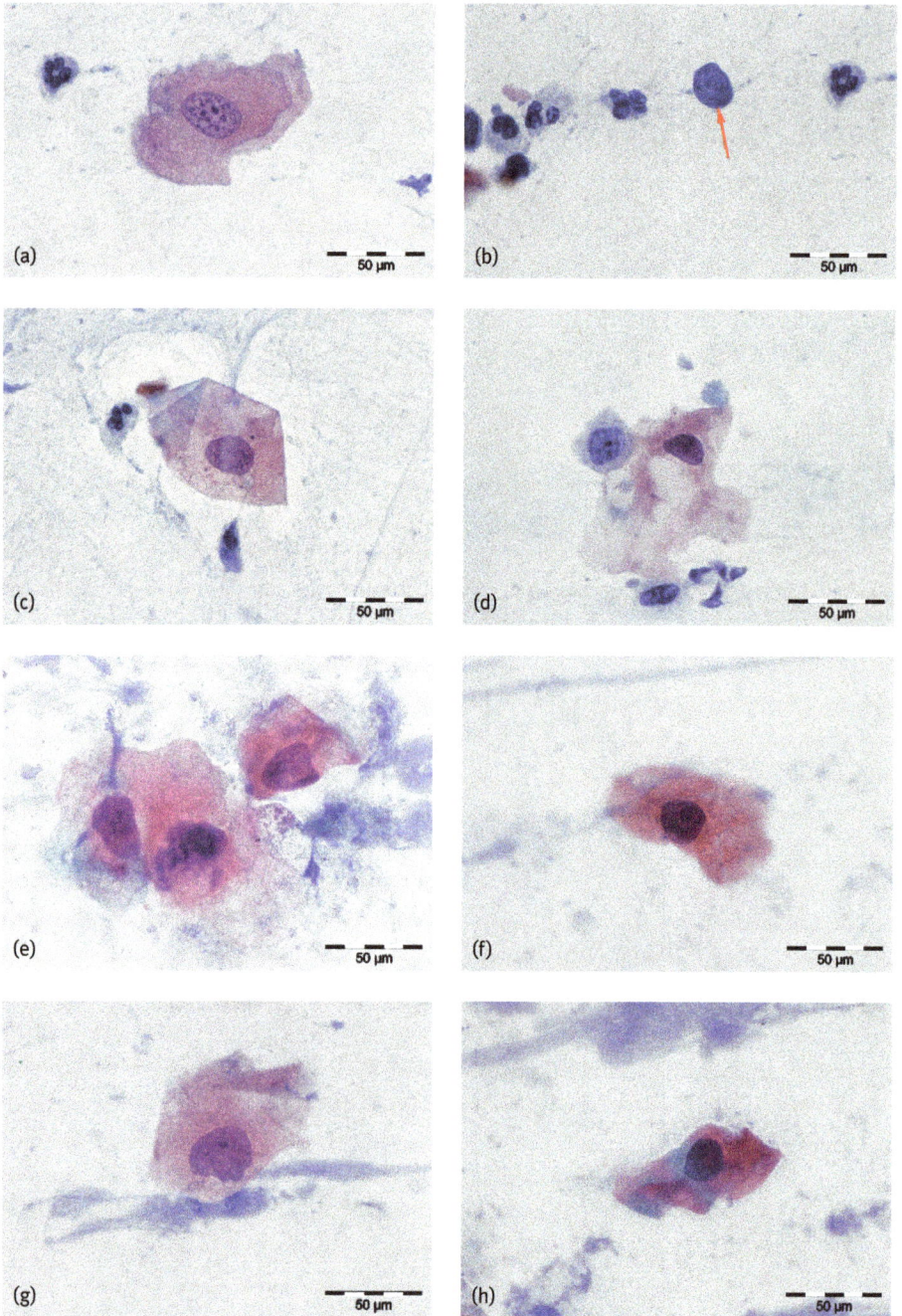

Abb. 6.92: Atypische Plattenepithelien mit deutlich vergrößerten Zellkernen (a, b). Unregelmäßig gebuchtete Kernoberfläche (c–f). Auffällige Zellen mit vergrößerten Zellkernen, Chromatinverdichtungen und ziegelrotem Zytoplasma (e–h).

6.14.5 Fallbeispiel 5

27 Jahre, Frau, Bürstenbiopsien von der Zunge lateral links
Siehe Abb. 6.93 bis Abb. 6.101.

Klinisch: An der Zunge seitlich ein schmerzhaftes tiefes Ulkus mit derbem Rand.

Zytologie: Malignitätsverdacht. Zellbild mit zahlreichen Dyskaryosen der mittleren und tiefen Epithelschicht. Histologische Abklärung.

Histologie: Gut differenziertes verhornendes Plattenepithelkarzinom.

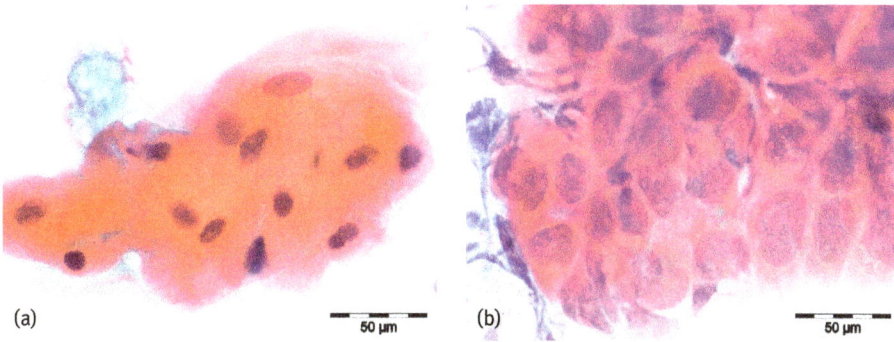

(a)　　　　50 µm　　　(b)　　　　50 µm

Abb. 6.93: Kleiner, flach ausgebreiteter Verband atypischer Zellen mit gering bis mäßig vergrößerten Zellkernen und purpur- bis ziegelrotem Zytoplasma (a). Auffälliger Plattenepithelverband mit dicht liegenden, vergrößerten Zellkernen und Anisokaryose (b).

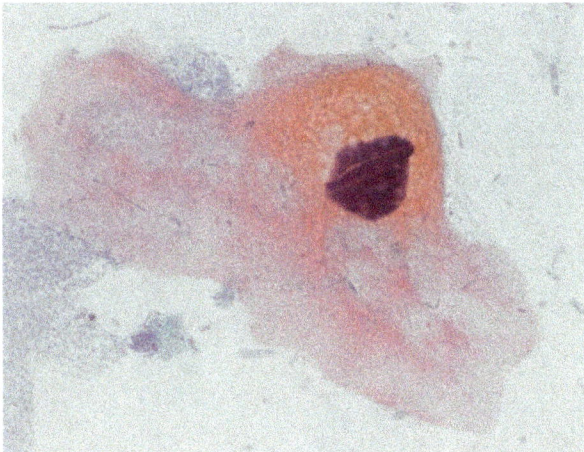

Abb. 6.94: Einzeln liegende atypische Epithelzelle mit deutlicher oberflächlicher Kernfurche, vakuoligen Zytoplasmaaufhellungen und charakteristischem ziegelroten Zytoplasma.

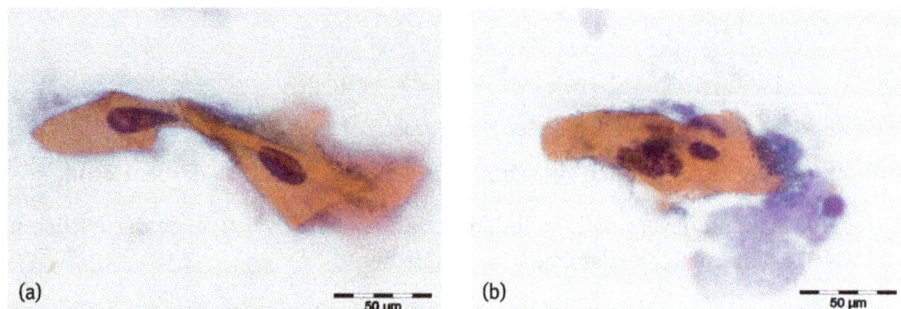

Abb. 6.95: Einzeln liegende atypische Plattenepithelzellen mit unterschiedlich großen Zellkernen, Kernhyperchromasie und ziegelrotem Zytoplasma (a, b).

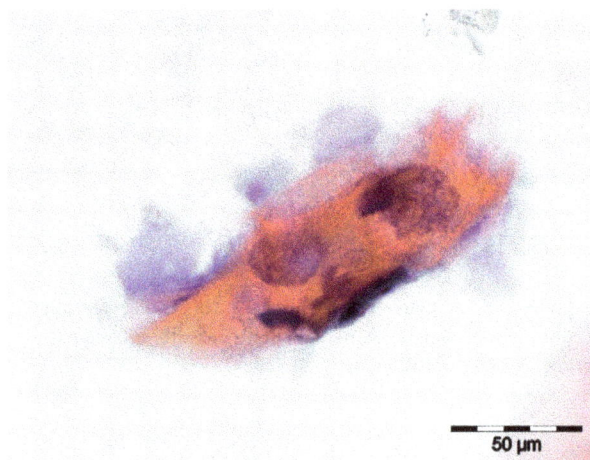

Abb. 6.96: Plattenepithelzellen mit unterschiedlich großen teilweise gekerbten Zellkernen, Kernhyperchromasie und spitz ausgezogenen Zellrändern.

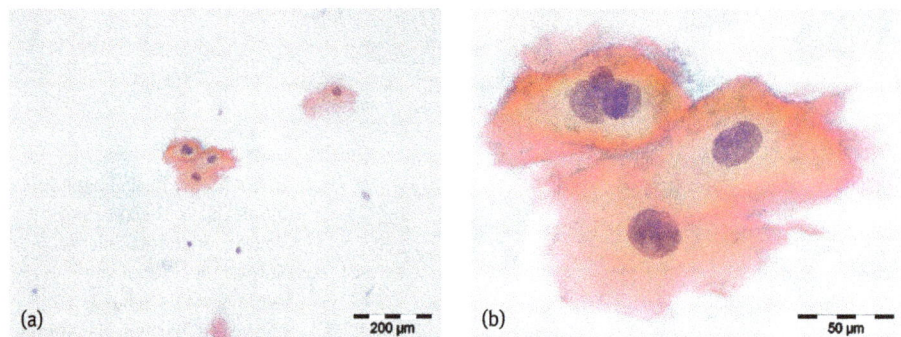

Abb. 6.97: Atypische Zellgruppe mit perinukleären Zytoplasmaaufhellungen und leicht vergrößerten Zellkernen (a). Die Kernoberfläche erscheint nicht mehr gleichmäßig glatt. Das Kernchromatin ist feinkörnig verdichtet (b).

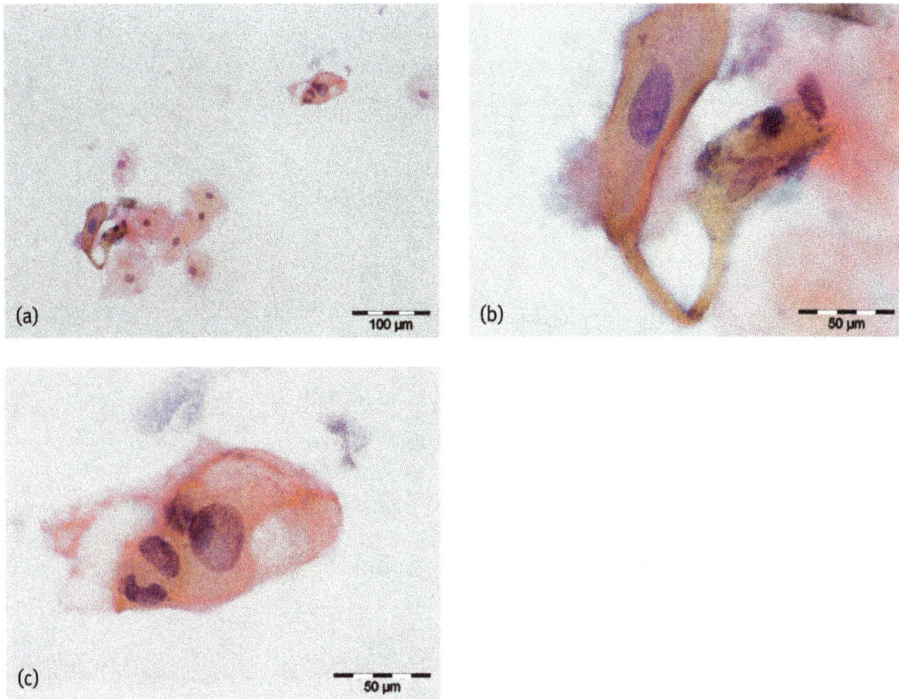

Abb. 6.98: Atypische Zellen neben regelrechten Plattenepithelien (a). Atypische Zellen mit Aniso-nukleose, Zytoplasmavakuolen und Zytoplasmapolymorphie sowie ziegelrotem Zytoplasma (b–c).

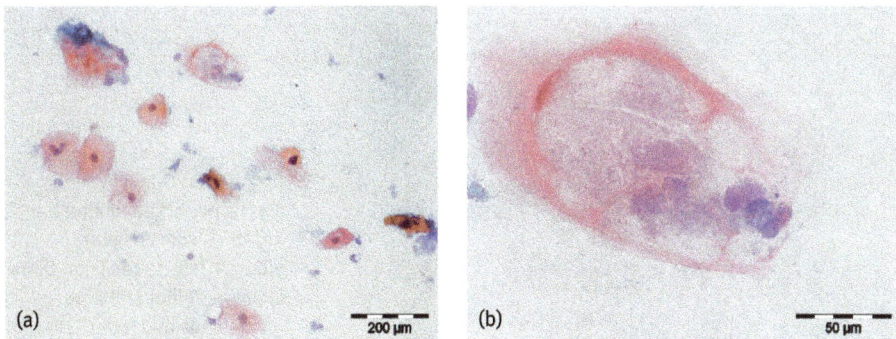

Abb. 6.99: Auffällige Zellen in der Präparateübersicht (a). Mehrkernige auffällige Plattenepithelzelle mit schmalem rötlichem Zytoplasmasaum und Zytoplasmavakuolen (b).

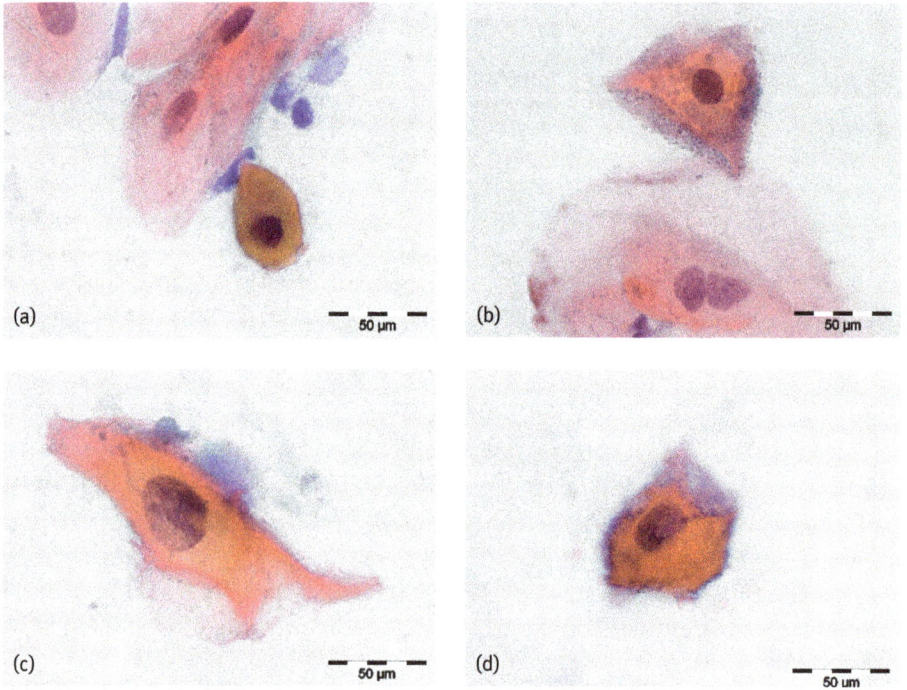

Abb. 6.100: Einzeln liegende kleine atypische Zelle mit kräftig angefärbtem Kernchromatin und typischem ziegelroten Zytoplasma. Daneben unauffällige Plattenepithelien mit eosinophilem Zytoplasma (a, b). Kleine atypische Zellen mit unterschiedlich großen Zellkernen, ziegelrotem Zytoplasma und ausgezogenen Zytoplasmarändern (c, d).

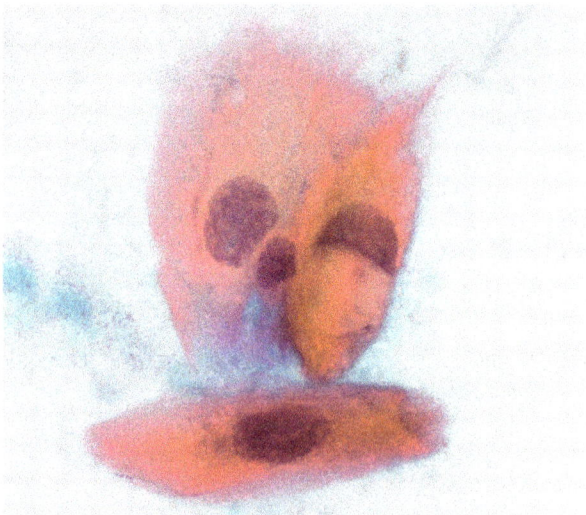

Abb. 6.101: Kleine Gruppe atypischer Zellen im Bürstenausstrich vom Zungenrand einer 27 Jahre alten Frau. Diese kleinen „Zellteufel" werden oft nicht als atypische Zellen wahrgenommen. (In einer klassischen Papanicolaou-Färbung sind im Zytoplasma der Plattenepithelien die Farbabstufungen zwischen eosinrot zu purpurrot und ziegelrot gut zu erkennen).

Literatur

[1]   Kramer IR, Lucas RB, Pindborg JJ, Sobin LH. Definition of leukoplakia and related lesions: an aid to studies on oral precancer. Oral Surg Oral Med Oral Pathol. 1978;46:518–539.

[2]   Warnakulasuriya S, Johnson NW, van der Waal I. Nomenclature and classification of potentially malignant disorders of the oral mucosa. J Oral Pathol Med. 2007;36:575–580.

[3]   van der Waal I. Potenzially malignant disorders of the oral and oropharyngeal Mucosa; terminology, classification and present concepts of management. Oral Oncol. 2009;45:317–323.

[4]   Barnes L, Everson J, Reichart P, Sidransky D. World Health Organization, Inernational Agency of Research on Cancer Pathology and Genetics of Head and Neck Tumours. IARC Press, Lyon, 2005.

[5]   El-Naggar AK, Chan JKC, Grandis JR, Takata T, Slootweg PJ. WHO Classification of Head and Neck Tumours, 112ff. IARC 2017.

[6]   Daniel L. Die Anwendung der oralen Bürstenzytologie in der Diagnostik intraoraler Erkrankungen – Eine retrospektive Studie über drei Jahre ab 2009 bis 2012 auf der Grundlage der S 2k-Leitlinie der DGZMK. Dissertation Medizinische Fakultät Charité Universitätsmedizin Berlin. 2014.

[7]   Cardesa A, Mentzel T, Rudulph P, Slootweg PJ. Pathologie: Kopf-Hals-Region, Weichgewebstumoren Haut. 3. Auflage, SpringerNature. 2008.

[8]   Warnakulasuriya S, Reibel J, Bouquot J, Dabelsteen E. Oral epithelial dysplasia classification systems: prediction value, utility, weaknesses and scoe for improvement. J Oral Pathol Med. 2008;37:127–133.

[9]   Guggisberg K, Jordan RC. Mantle cell lymphoma of the oral cavity: case series and comprehensive reviev of the literature. Oral Surg Oral Med Oral Pathol Oral Radiol Endod. 2010;109:98–104.

[10] Leong T, Fernandes BJ, Mock D. Epstein-Barr virus detection in non-Hodgkin´s lymphoma of the oral cavity: an immunocytochemical and in situ hybridization study. Oral Surg Oral Med Oral Pathol Oral Radiol Endod. 2001;92:184–193.

[11] Matthiesen ME, Römert P. Ultrastructure of the human enamenl organ. II. Inernal enamel epithelium, preameloblasts, and secretory ameloblasts. Cell Tissue Res. 1980;205:371–182.

[12] Philipsen HP, Reichart PA, Nikai H, Takata T, Kudo Y. Peripheral ameloblastoma: biological profil based on 160 cases from the literature. Oral Oncol. 2001;37:17–27.

[13] Arnold W, Ganzer U. Checkliste HNO-Heilkunde 5. Auflage Georg Thieme Verlag Stuttgart 2011.

[14] Ackerman LV. Verrucous carcinoma of oral cavity. Surgery. 1948;23:670–678.

[15] Ferlay J, Soerjomataram J, Dikshit R, et al. Cancer incidence and mortality worldwide: sources, methods and major patterns in GLOBOCAN 2012. Int J Cancer. 2015;136(5):359–386. Epub 2014 Oct 9.

[16] Chang F, Syrjänen S, Kellokoski J, Syrjänen K. Human papillomavirus (HPV) infections and their associations with oral disease. J Oral Pathol Med. 1991;20(7):305–317.

[17] Klussmann JP. Head and Neck Cancer– New Insight into a Herterogenesous Disease. Oncol Res Treat. 2017;40:318–319.

[18] Hornstein O, Pape H-D. Morbus Bowen der Mundschleimhaut. Dermatologica. 1965;131:325–342.

[19] Bhayani MK, Yener M, El-Naggar A, et al. Prognosis an risk factors for early-stage adenoid cystic carcinoma of the major salivary glands. Cancer. 2012;118(11):2872–2878.

7 Ergebnis und Schlussfolgerungen aus der Mundhöhlenzytologie

Die Mundhöhlenerkrankungen sind im Kontext mit den Speicheldrüsen und ihrem Speichel, der persönlichen Mundhygiene, den Ess- und Speisegewohnheiten sowie dem Immunabwehrsystem des betroffenen Körpers zu betrachten.

Die Kenntnis des anatomischen Aufbaues der einzelnen Mundregion und der zytologischen Zellveränderungen sind die Voraussetzung des zytologisch Tätigen für das Verständnis der Prozesse und die Unterscheidung von gutartigen und malignen Veränderungen im Mundbereich.

Ein frühzeitiges Erkennen der Mundhöhlenmalignome ist möglich und ein Weg für eine erfolgreiche Behandlung.

Viele Menschen mit einem Mundhöhlenkarzinom kommen bedauerlicher Weise in einem fortgeschrittenen Tumorstadium zur Erstbehandlung. Die Krankheit wird zu spät erkannt, die Erfolge einer Behandlung verringern sich und die Lebensqualität nimmt ab. Es ist notwendig, in großem Umfang in der zahnärztlichen und in der HNO-Praxis die Bürstenbiopsie einzusetzen. Mit der unkomplizierten Bürstenbiopsie kann vom Patienten schonend repräsentatives Zellmaterial für eine sichere Diagnostik gewonnen werden. Die Materialgewinnung ist leicht wiederholbar.

Für den Arzt bietet die Oralzytologie eine schnelle und kostengünstige Entscheidungshilfe bei der Abgrenzung von harmlosen Schleimhautveränderungen gegenüber prämalignen und malignen Prozessen. Eine korrekte Materialentnahme liefert für die zytologische Diagnostik verwertbares Zellmaterial. Mit der Färbung nach PAP und PAS sind schnelle Auswertungen der Präparate gegeben. Da es bisher für die Oralzytologie keine ausgebildeten qualifizierten Mitarbeiter gibt, ist die vorliegende Arbeit eine Hilfe bei der zytologischen Diagnostik.

Die langjährige oralzytologische Arbeit zeigt, dass Mundhöhlenkarzinome frühzeitiger erkannt und die Betroffenen schneller einer gezielten Behandlung zugeführt werden können. Viele Patienten haben dadurch die Chance einer erfolgreichen Behandlung.

Zytologen haben erkannt, dass kleine Zellen mit hyperchromatischen Kernen und ziegelrotem Zytoplasma ein Hinweis für ein bereits ausgebildetes Plattenepithelkarzinom sein können.

Bedauerlicherweise stehen auf dem Gebiet der Oralzytologie keine Medizinisch-Technische Assistenten (MTLA) zur Verfügung und werden auch nicht dafür ausgebildet.

Die Untersuchungsmethode kann in der Tumornachsorge angewendet werden. Nach Operationen kann viertel- bzw. halbjährlich von den Narben des Operationsgebietes oder nach Radio-Chemotherapie unproblematisch zytologisches Material zur Kontrolle gewonnen werden.

https://doi.org/10.1515/9783110642445-007

Die Mundhöhlenzytologie bietet die Möglichkeit, neben der hier vorgestellten Fährtensuche, zusätzliche Arbeitsmethoden zur Anwendung zu bringen, die ein weiteres schnelles Erkennen und ein erfolgreiches Behandeln maligner Veränderungen zur Folge haben [1–3].

Literatur

[1]   Afrogheh A, Hille J, Mehrotra R. The Development of a Novel oral cytologic Grading System. In: Mehrotra Ravi, et al. Oral Cytology. A concise guide. Chapter 6. Springer New York 2013.
[2]   Navone R, Pentenero M, and Gandollo S. Liquid-Based Oral Cytology and Microhistology. In: Mehrotra Ravi, et al. Oral Cytology. A concise guide. Chapter 7. Springer New York 2013.
[3]   Remmerbach Torsten W. The Role of Ploidy Analysis in Oral Cytology. In: Mehrotra Ravi, et al. Oral Cytology. A concise guide. Chapter 8. Springer New York 2013.

8 Arbeitsablauf im zytologischen Labor

Das Zytologie-Labor erfüllt die gesetzlichen Voraussetzungen und verfügt über einen zytologischen Arbeitsplatz mit Annahme-, Färberaum- und Mikroskopierbereich. Die Vorgaben mit dem Umgang von Lösungsmitteln und brennbaren Flüssigkeiten sind einzuhalten.

8.1 Die Färbung

Die bereits bei der Materialabnahme fixierten Ausstriche werden ausgepackt und registriert.

Von den fünf eingesandten Ausstrichpräparaten werden die Präparate zwei bis fünf klassisch nach Papanicolaou gefärbt. Das Präparat eins wird für den Pilznachweis nach PAS gefärbt.

Bei Bedarf und Notwendigkeit können nach der Färbung und zytologischen Beurteilung an den auffälligen Präparaten zusätzlich immunzytochemische Untersuchungsmethoden angewandt werden: P 16, Ki 67, CIN-tec plus, P 53 oder wenn erforderlich eine DNA–zytometrische Untersuchung durchgeführt werden. Hierfür wird von den vier Präparaten das vom Materialgehalt her am aussagenstärkste verwendet.

Für eine HPV-Diagnostik ist eine gesonderte Materialentnahme nötig. Bearbeitet werden kann auch das auf einer flüssigkeitsbasierten Methode gewonnene Material. Für die Differenzierung der plattenepithelialen Zellen hat sich die von Papanicolaou entwickelte Färbung als geeignet bestätigt.

8.1.1 Papanicolaou-Färbung (PAP)

Färbung/Eindecken

22 Arbeitsschritte im Färbeautomat 250 ml Küvetten (an fixierten Ausstrichen).

1. 50 % Ethanol 02:00 min
2. 50 % Ethanol 02:00 min
3. Aqua destilat. 02:00 min
4. Aqua destilat. 02:00 min
5. Hämatoxylin 02:00 min
6. Hämatoxylin 02:00 min
7. Fließend Wasserbad 02:00 min
8. Fließend Wasserbad 02:00 min
9. 50 % Ethanol 02:00 min
10. 70 % Ethanol 02:00 min
11. 96 % Ethanol 02:00 min
12. 96 % Ethanol 02:00 min

https://doi.org/10.1515/9783110642445-008

13. Orange-G-Lösung 02:00 min
14. 96 % Ethanol 02:00 min
15. Polychrom-Lösung 02:00 min
16. Polychrom-Lösung 02:00 min
17. 96 % Ethanol 02:00 min
18. 96 % Ethanol 02:00 min
19. 96 % Ethanol 02:00 min
20. 96 % Ethanol 02:00 min
21. 96 % Ethanol 02:00 min
22. Eindecken mittels Pertex (xylolhaltiges Eindeckmittel) mit Deckglas

Verweis auf die klassische ungekürzte PAP-Färbung

– Junge Zellen haben blaue Zellkerne und dunkelblaues Zytoplasma.
– Ältere Zellen haben blaue bis rote Zellkerne und hellblaues Zytoplasma.
– Azidophile Zellen haben rosa bis orangerotes Plasma, basophile Zellen haben grün bis grünblaues Plasma. Bakterien erscheinen blau. Granulozyten blassrosa bis hellviolett. Erythrozyten rotorange bis rotbraun.

8.1.2 Periodic-Acid-Schiff-Reaction (PAS)

Färbung/Eindecken

15 manuelle Arbeitsschritte in 300 ml Färbeküvetten (luftgetrocknete Ausstriche)
1. 96 % Ethanol 02:00 min
2. 70 % Ethanol 02:00 min
3. 50 % Ethanol 02:00 min
4. Aqua destilat. Abspülen
5. 1 % Perjodsäure 20:00 min
6. Aqua destilat. Abspülen
7. Schiff Reagenz 20–30 min lichtgeschützt
8. Sulfitspülung 07:00 min
9. Aqua destilat. Gepuffert Abspülen
10. Hämatoxylin 05:00 min
11. Wasser 10:00 min
12. 50 % Ethanol 02:00 min
13. 70 % Ethanol 02:00 min
14. 96 % Ethanol 02:00 min
15. Eindecken mittels Pertex (xylolhaltiges Eindeckmittel) mit Deckglas

8.1.3 Archiv

Alle Präparate werden in einem Archiv trocken und staubsicher gelagert und archiviert.

9 Befundwiedergabe und oralzytologische Nomenklatur

1997 wurde von den Vorständen der Arbeitsgemeinschaft für Zytopathologie der Deutschen Gesellschaft für Pathologie und der Deutschen Gesellschaft für Zytologie eine Standardisierte Befunderstellung in der extragenitalen Zytologie vorgeschlagen [1].

Der zytopathologische Befund sollte folgende Informationen enthalten:

1. Angaben zum eingesandten Untersuchungsmaterial. Es sollten auch klinische Fragestellungen bzw. die klinische Verdachtsdiagnose und klinische Angaben zum makroskopischen Befund mitgeteilt werden. Bei Kontroll-Bürstenbiopsien von derselben Stelle bzw. derselben Region abbürsten.
2. Beschreibung des erhaltenen Untersuchungsmaterials: Für die Oralzytologie sind die Anzahl der eingesandten Objektträger bzw. bei flüssigkeitsbasierter Untersuchung ist das Untersuchungsmaterial anzugeben.
3. Beschreibung der mikroskopischen Zellbilder: Hier sind die Repräsentanz der Bürstenbiopsien anzugeben (z. B. repräsentatives und ausreichendes oder unzureichendes, nicht repräsentatives Material). Angaben zum Ausstrich, wie zellarm, zellreich, Zellüberlagerungen, blutreich, nekrotisch. z. B. massenhaft regelrechte Plattenepithelien der oberflächlichen und mittleren Epithelschicht mit unauffälligen Zellkernen.
4. Mikroskopische Begutachtung (Nomenklatur, mit Einstufung der Malignitätswahrscheinlichkeit):
   - Der Befund ist **negativ**: Bösartige Zellen nicht nachweisbar. (Keine malignen Zellen nachweisbar). Hier sind weitere Informationen für den Kliniker möglich. Reaktiv-entzündliches Zellbild z. B. Anhalt für bestimmte Entzündungen (virusbedingt, mykotisch, bakteriell), Pemphigus, chemische oder mechanische Veränderungen.
   - Befund ist **zweifelhaft**: Bösartige Zellen nicht sicher auszuschließen. Baldige bzw. kurzfristige Kontrolle oder weitere histologische Abklärung angeraten.
   - Befund ist **dringend verdächtig**: Bösartige Zellen wahrscheinlich. Der Befund ist histologisch abzuklären.
   - Der Befund ist **positiv**: Bösartige Zellen nachweisbar. Maligne Zellen. Histologische Abklärung angeraten.
   - Unzureichendes Untersuchungsmaterial: Material nicht verwertbar. Begründungen: nur Schleim, nur oberflächliches Zellmaterial, keine erhaltenen Zellen nachweisbar.
   - Kommentare, Empfehlungen, Stellungsnahmen zur klinischen Fragestellung.

https://doi.org/10.1515/9783110642445-009

Literatur

[1]   Böcking A, Freudenberg N. Standardisierte Befunderstellung in der extragenitalen Zytologie. Pathologe, 1998, 19, 235-41.

10 Vermeidbare Fehlerquellen in der Oralzytologie

Unzureichende klinische und paraklinische Angaben. Fehlende Angabe zur Lokalisation und Dauer der Veränderung, Vorerkrankungen (Operation im Kopf-Mundbereich, wann erfolgte eine Strahlentherapie und bis zu welchem Zeitpunkt? Weshalb wurde therapiert?)

Begleiterkrankungen (z. B. dermatologische Probleme), Schmerzen, Medikamente, die Zellveränderungen bedingen könnten (Chemotherapie und Immunsuppressiva, auch wegen anderen Erkrankungen), Organtransplantationen u. a.

Materialabnahme sollte nicht aus dem Zentrum eines nekrotischen Gebietes entnommen werden. Zerfallene Zellen sind für die Diagnostik ungeeignet. Besser ist der Abstrich aus dem Randgebiet zum erhaltenen Gewebe.

Wenn fünf Objektträger bereitgelegt wurden, dann nicht mit der Bürste von fünf verschiedenen Schleimhautstellen je einen Ausstrich auf einen Objektträger bringen. Dabei wird meistens von jeder dieser Stellen nur oberflächliches Zellmaterial gewonnen und die Zellen der tieferen Schichten fehlen.Mit der Bürste wird über die auffällige Schleimhautstelle gebürstet und das einmalige abgestrichene Material wird auf die fünf Objektträger verteilt. Auch hier kommt nur Zellmaterial von der Oberfläche einer Abstrichstelle zur Untersuchung.

Bürstenausstriche, die nach PAP gefärbt werden sollten, nicht mit Formalin in Verbindung bringen.

Das zu untersuchende Zellmaterial muss ausreichend mit Isopropylalkohol fixiert werden.

Als Fixationsmedium Isopropanol oder Fixations-Spray für zytologische Untersuchungen verwenden, dann ist eine gute PAP-Färbung möglich.

Wird das Zellmaterial nur nach HE (Hämatoxilin-Eosin) gefärbt, werden die entscheidenden Veränderungen von Zellkern und Zytoplasma nicht sichtbar. Für das Erkennen der Differenzierung des Zytoplasmas von Plattenepithelien eignet sich die Färbung nach Papanicolaou hervorragend.

Es ist nicht erfolgversprechend, wenn die regelrecht abgenommenen fünf Ausstriche dann mit fünf verschiedenen Färbemethoden angefärbt werden.

Bei der Darstellung der Pilzfäden mit der PAS-Färbung sollte die Kalilauge frisch angesetzt und kontrolliert werden.

https://doi.org/10.1515/9783110642445-010

11 Nachträgliche Betrachtung zur Mundhöhlenzytologie

Eine erfolgreiche Behandlung der Mund-Nasen-Rachen-Malignome ist nur mit Hilfe aller beteiligten Ärzte und der Patienten möglich.

Die regelmäßige und gezielte Inspektion des Mundraumes durch die Zahnärzte und aller beteiligten Ärzte sollte angewandte Praxis werden.

Die Bürstenbiopsien sind gezielt abzunehmen und ordentlich zu bearbeiten.

In den dazu geeigneten Laboren ist eine einheitliche und vollständige Färbung nach Papanicolaou und für den Pilznachweis mindestens die PAS-Färbung anzuwenden. Damit sind sowohl die wichtigen Kernchromatinstrukturen als auch die unterschiedlichen Farbabstufungen des Zytoplasmas gut zu beurteilen und die üblichen Pilzinfektionen abzugrenzen.

Leider stehen für die Oralzytologie bisher keine bzw. zu wenige qualifizierte Medizinisch-Technische Assistenten (MTLA) zur Verfügung. Hier sollten Ökonomen der großen Krankenkassen überlegen, wieviel wirtschaftlicher das frühe Erkennen eines Mundhöhlenkarzinoms im Vergleich zu der kostenintensiven Nachbetreuungen eines Erkrankten ist. Eine qualifizierte Ausbildung von medizinisch-technischen Assistenten zu MTLA für Oralzytologie ist notwendig. Die Musterung von Präparaten in der Oralzytologie ist zeitaufwendiger als in der gynäkologischen Zytologie und sollte bei der Finanzierung mit berücksichtigt werden.

Eine einheitliche Befunderstellung und die Verwendung einer gemeinsamen Nomenklatur sind für die Qualitätskontrolle und für das Vergleichen der Ergebnisse untereinander anzustreben.

Es ist wichtig und sicherzustellen, dass auffällige zytologische Befunde einer schnellen histologischen Abklärung und der qualifizierten Behandlung zugeführt werden.

Eine regelmäßige zytologische Kontrolle von operierten Patienten mit verdächtigen und positiven histologischen Ergebnissen sollte regelmäßig drei und sechs Monaten nach der Operation erfolgen.

Da die Mundkarzinome für die Betroffenen eine so tiefgreifende Veränderung der Lebensqualität zur Folge haben, zum Anderen die rechtzeitige Diagnostik eine echte Chance der Heilung bedeutet, sollte der Früherkennung der Mundhöhlenkarzinome mehr Beachtung beigemessen werden.

Eine gezielte Öffentlichkeitsarbeit über die Fährtensuche beim Mundhöhlenkarzinom könnte mit Hilfe der Medien einen großen und wichtigen Beitrag zur Aufklärung der Bevölkerung leisten.

https://doi.org/10.1515/9783110642445-011

Stichwortverzeichnis